100 种珍本古医籍整理研究集成

# 医经读

〔清〕沈又彭　撰
英　孝　王惠君　刘士芳　点校

中医古籍出版社
Publishing House of Ancient Chinese Medical Books

**图书在版编目（CIP）数据**

医经读 / (清) 沈又彭撰 ; 英孝, 王惠君, 刘士芳点校. -- 北京 : 中医古籍出版社, 2025. 7. -- (100种珍本古医籍整理研究集成 / 曹洪欣, 崔蒙主编).

ISBN 978-7-5152-3045-0

Ⅰ. R22

中国国家版本馆CIP数据核字第2025JW9434号

100种珍本古医籍整理研究集成

**医经读**

〔清〕沈又彭　撰

英　孝　王惠君　刘士芳　点校

---

责任编辑　吴　頔

封面设计　艺点锦秀

出版发行　中医古籍出版社

社　　址　北京市东城区东直门内南小街16号（100700）

电　　话　010-64089446（总编室）010-64002949（发行部）

网　　址　www.zhongyiguji.com.cn

印　　刷　万卷书坊印刷（天津）有限公司

开　　本　850mm×1168mm　1/32

印　　张　3.75

字　　数　50千字

版　　次　2025年7月第1版　2025年7月第1次印刷

书　　号　ISBN 978-7-5152-3045-0

定　　价　38.00元

国家古籍整理出版

专项经费资助项目

# 《100种珍本古医籍整理研究集成》专家委员会

# 《100种珍本古医籍整理研究集成》编委会

# 《100种珍本古医籍整理研究集成》
# 项目工作委员会

# 序　一

中医药是中华民族的瑰宝，在我国各族人民长期的生产生活实践和与疾病作斗争中逐步形成并不断丰富发展，为中华民族的繁衍昌盛做出了重要贡献。作为中国特色医药卫生体系的重要组成部分，至今仍在维护人民健康中发挥着独特作用。中医药天地一体、天人合一、天地人和、和而不同的思想基础，整体观、系统论、辨证论治的指导原则，以人为本、大医精诚的核心价值，不仅贯穿于中医药对生命、健康和疾病的认知理论和防病治病、养生康复的临床实践，而且深刻地体现了中华民族的认知方式、价值取向和审美情趣，具有超前性和先进性。随着健康观念变化和医学模式转变，中医药越来越显示出其宝贵价值、独特优势和旺盛的生命力。

中医药古籍作为保存和传播中医药宝贵遗产的知识载体，记载了几千年来医药学家防病治病的临床经验、方药研究成果和医学理论体系，是不可再生的珍贵资源，是中医药学继承、发展、创新的源泉，具有重要的历史、文化和科学价值。但是由于种种原因，中医药古籍的保护、整理与利用状况令人担忧。这些珍贵的典籍有的流失海外，国内已不存；有的尘封闭锁，不为人所知所用；有的由于多年的自然侵蚀和保管条件缺乏而面临绝本的危险。抢救和保护好这些珍贵的历史文化遗产已刻不容缓。

国家十分重视中医药古籍的保护、整理和利用。《国务院关于扶持和促进中医药事业发展的若干意见》明确指出，要做好中医药继承工作，开展中医药古籍普查登记，建立综合信息数据库和珍贵古籍名录，加强整理、出版、研究和利用，为做好中医药古籍保护、整理和利用工作指明了方向。近年来，国家中医药管理局系统组织开展了中医药古籍文献整理研究。中国中医科学院在抢救珍贵的中医药孤本、善本古籍方面开展了大量工作，中医古籍出版社先后影印出版了大型系列古籍丛书、珍本医书、经典名著等，在中医古籍整理研究及出版方面积累了丰富的经验。此次，中医古籍出版社确立“100 种珍本古医籍整理研究集成”项目，组织全国权威的中医药文献专家，成立专门的选编工作委员会，多方面充分论证，重点筛选出学术价值、文献价值、版本价值较高的 100 种亟待抢救的濒危版本进行校勘整理和出版，对于保护中医药古籍，传承祖先医学财富，更好地为中医药临床、科研、教学服务，弘扬中医药文化都具有十分重要的意义。衷心希望中国中医科学院、中医古籍出版社以整理研究高水平、出版质量高标准的要求把这套中医药古籍整理出版好，使之发挥应有的作用。也衷心希望有更多的专家学者能参与到中医药古籍的保护、整理和利用工作中来，共同为推进中医药继承与创新而努力。

中华人民共和国卫生部副部长
国家中医药管理局局长
中华中医药学会会长
王国强

2010 年 1 月 6 日

# 序　二

中医药学以临床疗效为基础，在累代实践、认识的观察链条中凝结着珍贵的生命科学知识。这些知识记载在中医药古籍文献中，如震惊世界科技界并获 1992 年中国十大科技成就奖之一的青蒿素就是受距今 1600 多年前晋代医家葛洪《肘后备急方》中记载启示研制成功的。因此可以说，中医药学的创新离不开古医籍文献。换句话说，中医药古籍文献是中医药学发展的源头活水。要想很好地发掘利用中医古文献，其前提就是对其进行整理研究。然而，大量古医籍未得到应有的整理和出版，中医古籍中蕴藏的丰富知识财富未得到充分的研究与利用，极大地影响了中医学的继承发展以及特色优势的保持与发挥。为使珍贵中医典籍保存下来，并以广流传，服务于中医临床、科研及教学，中医古籍的整理、研究及出版具有非常意义。

《国务院关于扶持和促进中医药事业发展的若干意见》指出，中医药（民族医药）是我国各族人民在几千年生产生活实践和与疾病作斗争中逐步形成并不断丰富发展的医学科学，为中华民族繁衍昌盛做出了重要贡献，对世界文明进步产生了积极影响。新中国成立特别是改革开放以来，党中央、国务院高度重视中医药工作，中医药事业取得了显著成就。但也要清醒地看到，当前中医药事业发展还面临不少问题，不能适应人民群众日益增长的健康需求。意见明确提出："做好中医药继承工作。开展中医药古籍普查登记，建立综合信息数据库和珍贵古籍名录，加强整理、出版、研究和利用。"

中医古籍出版社承担的"100种珍本古医籍整理研究集成"项目，是集信息收集、文献调查、鉴别研究、编辑出版等多方面工作为一体的系统工程，是中医药继承工作的具体实施。其主要内容是经全国权威的中医文献研究专家充分论证，重点筛选出学术价值、文献价值、版本价值较高的100种亟待抢救的濒危版本、珍稀版本中医古籍以及中医古籍中未经近现代整理排印的有价值的，或者有过流传但未经整理或现在已难以买到的本子，进行研究整理，编成中医古籍丛书或集成，进而出版，使古籍既得到保护、保存，又使其发挥作用。该项目可实现三项功能，即抢救濒危中医古籍，实现文献价值；挖掘中医古籍中的沉寂信息，盘活中医药文献资料，并使其展现时代风貌，实现学术价值；最充分地发挥中医药古代文献中所蕴含的能量，为中医临床、科研及教学服务，实现实用价值。

当前，中医药事业正处在战略发展机遇期，愿"100种珍本古医籍整理研究集成"项目顺利进行，为推动中医药事业持续健康发展、弘扬中华文化做出应有的贡献。

中国中医科学院首席研究员 曹洪欣

2011年3月6日

# 校注说明

《医经读》为清代医家沈又彭（字尧封）所撰，侄子沈泰（字砺山），儿子沈潞（字宽夫）。沈又彭，清代医学家，沈氏精通经典且临床经验丰富，彼时医界理论繁琐，与临床脱节，他力倡回归经典，秉持简明实用之医学理念。

该书成书于乾隆年间，乃沈又彭对《黄帝内经》《难经》等经典的摘录与解读，旨在助学者把握医经精髓。其体例独特，将原文按主题分为平、病、诊、治四集："平"集述人体正常生理，为疾病认知奠基；"病"集论疾病病因、病机与症状；"诊"集讲四诊运用与互参；"治"集介绍治疗原则与方法。此分类系统归纳经典，便于研习查阅。

据现存版本，沈又彭于自序中提及"乾隆甲申岁"（1764），可知此时书稿初成或定稿。现存最早刻本为乾隆三十年"乙酉春镌"（1765），其问世标志着《医经读》正式传播，对后世中医学习研究影响深远。

1. 本次点校，以乾隆三十年宁俭堂刻本为底本，以近代裘庆元校刊本为主校本。

2. 采用现代标点方法，对原书进行重新句读。

3. 原书中的繁体字，均改为规范简化字。

4. 凡底本中因写刻致误的明显错别字，予以径改，俗写字、异体字、古今字，以简化字律齐，不出校。

5. 因改为简体横排，原书中代表前文的“右”字，一律改为“上”字；代表下文的“左”字，一律改为“下”字。

6. 书中通假字、古今字、中医药专业用语，遵目前习惯语汇改出。

7. 底本中顶格者均用楷体字表示，空格者均用宋体字表示。

8. 底本中段末出处小字，均用下标形式表示。

校注者

# 目　录

# 自　序

《素问》《灵枢》旧传为战国时人所伪造，岂尽然哉？细读之，文气非出一手，其中伪者固多，而真者正复不少。第真仿杂陈，指归非一，前后自多矛盾耳。

夫人身之脏腑气血，若何生，若何运，所司何取职，所主何部，所藏所出何物，其病也是见何脉，形何色，发何声，自有一定不易者。在人苦不能明，藉经以明之，而经复言人，人殊则将何所适从耶？则读经复何益耶？生平窃叹古圣微言，往往沦没于俗儒肤词中，为可悼也！

彭早年取是书，读之而即有疑，始则去其非以存其是，继则欲去其似是以存其至是。其间几历寒暑，独是去其非易，而去其似实难，盖既曰似是矣，又何以知其非真是？试欲于是之中而严辨其为非，夫岂易易然。辨之久，而始知其实亦不难。彼扁鹊、仲景，非世所称医中之圣而去古未远者耶？其书具在，其所引用者皆可信，其所不引用者为可疑，其所不引用而复与其所引用者相背，定属后人添造，言虽津津，所谓弥近理而大乱真。用遵古人读书当具只眼意，概从而置之。年来抄本屡易，存者益少，虽不敢自诩为知言，然读之差觉所存者皆简而该，确而当。外论天人感应之微理，内论脏腑气血之灵机，无不一二言道出，首尾相贯，绝无支离牵合之迹。试问战国时人其能伪造否耶？或曰：去者过多则存者不太略乎？然正不嫌其略也，即如《大学》经文不过二百余言，然自“格致”以至“治平”，其间内圣外王之学靡不包举，经岂多乎哉？不多也。

若夫夸多斗靡，尘饭涂羹，尽行收录，要惟修辞以炫世者，欲藉此为典博，若诊病时即切要数端，尚恐仓卒遗漏，又何暇遍及其余乎哉？先圣云：以约失之者鲜。

彭故就所考验，以存其真，而名之曰《医经读》，窃谓当读者此也。惜乎不得起扁鹊、仲景而就正之。

乾隆甲申岁一阳月中浣嘉善沈又彭识

# 平 集

医不知病，何由治病？医不知不病，何由知病？平，平人也，即不病人也，《经》有“平人气象篇”，盖取诸此。

昔在黄帝，生而神灵，弱而能言，幼而徇齐，长而敦敏，成而登天《上古天真论》。

乃问于岐伯曰：地之为下否乎？岐伯对曰：地为人之下，太虚之中者也。曰：冯乎？对曰：大气举之也，寒暑六入，故令虚而生化也《素·五运行》。

寒暑六入，谓五气从上下四旁而入，非六气也，六气乃后人伪造，详辨于后。

帝曰：天以六六之节以成岁，人以九九制会，何谓也？岐伯曰：六六之节，九九制会者，所以正天之度，气之数也。

按：六六之节，即三百六十日法也；九九制会者，用九九之法，以推日月五星之会也。法具《周髀经》度者，所以测天之程也，天体环转不息，难以测度，圣人以星之明显者即二十八经星也识之为限，而后度乃生焉，譬以山川城邑识道里之远近耳。《奇器图》每度二百五十里，然天体如卵，度如柳叶，近极者狭，近赤道者广，难以一定拘也。气者，二十四气也；数者，盈虚之数也。

日为阳，月为阴，行有分纪，周有道里，日行一度，月行十三度而有奇焉，故大小月三百六十五日而成岁，积气余而盈闰矣。

按：日行周天，三百六十五日四分之一，

月行疾，每日过十三度有余，约二十九日零，退一周天，凡十二周天，得三百五十四日零，较日行少十日零，所谓日月不齐之数也。圣人于是正岁年以别之，《周礼·太史正岁年》注：中数曰岁，朔数曰年，故岁必二十四气，全年则十二月。或十三月，乃以气之盈补朔之虚，每三十四月而适齐，六十六气故谓之闰。

立端于始，表正于中，推余于终，而天度毕矣。

按：《左传》作“履端于始，举正于中，归余于终”。《史记》作“归邪于终”。盖古人推历谓之步历，言日月转运于天，犹人之行步也。履，即步也。日月之行，必有余分。履端于始者，必以日月全数，前无余分之日为上元历之端首也；举正于中者，中气不越本月，若盈本月一策，此月即是闰月也；归余于终者，积余成一月，而置闰也。

天有十日十干也，日六竟而周甲六十日周一甲子也，甲六复六甲子也而终岁，三百六十日法也。五日谓之候，三候谓之气，六气谓之时，四时谓之岁，而各从其主治焉。五运相袭，而皆治之，终期之日，周而复始，时立气布，如环无端，候亦同法，

《汲冢[1]周书·时训》解："立春之日，东风解冻；又五日，蛰虫始振；又五日，鱼上冰。"此即五日谓之候也，其余节气仿此不备录。

春胜长夏，长夏胜冬，冬胜夏，夏胜秋，秋胜春。

土分旺四季十八日，取万物生于土，归于土之义，究非土之定位，惟长夏乃其定位耳。特夏火方尽，秋金复至，长夏几为虚位。莫若

---

① 冢：原作"冡"。

遵《六元正纪》，五步为正，大寒交初运，木旺；春分后第十三日交二运，火旺；芒种后十日交三运，土旺；处暑后七日交四运，金旺；立冬后四日交终运，水旺；如此则五行各得其平矣。

求其至也，皆归始春。未至而至，此谓太过，则薄所不胜而乘所胜也，命曰气淫；至而不至，此谓不及，则所胜妄行而所生受病，所不胜薄之也，命曰气迫。

天食人以五气，地食人以五味《素·六节藏象论》。

天有五行御五位，以生寒暑燥湿风，人有五藏化五气，以生喜怒悲忧恐《素·天元纪》。

心者，君主之官也，神明出焉；肺者，相傅之官，治节出焉；肝者，将军之官，谋虑出焉；胆者，中正之官，决断出焉；膻中者，臣使之官，喜乐出焉；脾胃者，仓廪之官，五味出焉；大肠者，传道之官，变化出焉；小肠者，受盛之官，化物出焉；肾者，作强之官，伎巧出焉；三焦者，决渎之官，水道出焉；膀胱者，州都之官，津液藏焉；气化则能出矣。凡此十二官者，不得相失也，故主明则下安，以此养生则寿，主不明则十二官危，使道闭塞而不通，形乃大伤《素·灵兰秘典》。

彭按：膀胱止有一口，口端横一管，上半管即名下焦，下半管即是溺孔。未溺时，膀胱之底下垂，其口向上，与下焦直对，故下焦别回肠而渗入焉；欲溺时，大气举膀胱之底，则其口向下，从溺孔注出，故曰“气化则能出矣”。妊妇胎压胞门，小便不出，丹溪用托胎法，深得此意。

五藏者，藏精气而不泻也，故满而不能实；六府者，传化物而不藏，故实而不能满也。水谷入口，则胃实而肠虚；食下，则肠实而胃虚，故曰实而不能满也《素·五藏别论》。

五藏宜藏，六府宜通东垣语。

阴中有阴，阳中有阳，平旦至日中，天之阳，阳中之阳也；日中至黄昏，天之阳，阳中之阴也；合夜至鸡鸣，天之阴，阴中之阴也；鸡鸣至平旦，天之阴，阴中之阳也。故人亦应之。夫言人之阴阳，则外为阳，内为阴；背为阳，腹为阴；六府皆为阳，五藏皆为阴。背为阳，阳中之阳，心也；阳中之阴，肺也。腹为阴，阴中之阳，肝也；阴中之阴，肾也；阴中之至阴，脾也《素·金匮真言》。

知此可以决病之间剧。

圣人南面而立，前曰广明，后曰太冲。太冲之地，名曰少阴，少阴之上，名曰太阳。太阳根起于至阴，结于命门，名曰阴中之阳；中身而上，名曰广明，广明之下，名曰太阴，太阴之前，名曰阳明，阳明根起于厉兑，名曰阴中之阳；厥阴之表，名曰少阳，少阳根起于窍阴，名曰阴中之少阳，是三阳之离合也。太阳为开，阳明为阖，少阳为枢。外者为阳，内者为阴，然则中为阴，其冲在下，名曰太阴，太阴根起于隐白，名曰阴中之阴；太阴之后，名曰少阴，少阴根起于涌泉，名曰阴中之少阴；少阴之前，名曰厥阴，厥阴根起于大敦，阴之绝阳，名曰阴之绝阴，是三阴之离合也。太阴为开，厥阴为阖，少阴为枢《素·阴阳离合》。

肺手太阴之脉，起于中焦直接中焦，中焦从胃通出，外对中脘穴，在心蔽骨与脐之中，下络大肠，还循胃口，上膈胃口上心肺，下有膈膜遮隔，浊气不使上侵，此系清浊分界，所以十二经由此上下，皆书之，属肺，从肺系，横出腋下肩下胁上曰腋，下循臑内，行少阴心主之前，下肘中，循臂内肩下一节为臑，臑尽处为肘，肘下为臂，臂尽为腕，腕尽处直至指俱名手上骨下廉臂有两骨，行臂内侧上骨之下廉，入寸口即诊脉处，上鱼掌骨之前，大指之后，肉隆起处为鱼，循鱼际大指本节后穴名，出大指之端少商穴，大指内侧，去爪甲角如韭叶；其支者，从腕后列缺穴，两手交叉，食指尽处是也，太阴络从此别走阳明，直出次指内廉，出其端。是动则病：肺胀满膨膨而喘咳，缺盆中痛肩下横骨陷中，甚则交两手而瞀迷乱也，此为臂厥。是主肺所生病者，咳，上气，喘，渴，烦，心胸满，臑臂内前廉痛厥四肢冷，掌中热。气盛有余，则肩臂痛，风寒，汗出，中风，小便数而欠；气虚，则肩臂痛，寒，少气不足以息，溺色变。

大肠手阳明之脉，起于大指次指之端商阳穴，在次指内侧，去爪甲角如韭叶，循指上廉，出合谷两骨之间合谷，穴名。在大指次指岐骨陷中，上入两筋之中，循臂上廉，入肘外廉，上臑外前廉，上肩，出髃骨之前廉，上出于柱骨之会上，下入缺盆，络肺，下膈，属大肠；其支者，从缺盆，上颈，贯颊，入下齿中，还出挟口，交人中，左之右，右之左，上挟鼻孔迎香穴，鼻下孔旁五分。是动则病：齿痛，颈肿，是主津液所生病者，目黄，口干，鼽清涕衄鼻血，喉痹，肩前臑痛，大指次指痛，不用。气有余，则当脉所过者热，肿；虚，则寒慄不复。

胃足阳明之脉，起于鼻之交頞中山根，旁约太阳之脉，下循鼻外，上入齿中，还出挟口，环唇，下交承浆任脉穴，在唇棱下陷中，却循颐后下廉腮下为颔，颔下为颐，出大迎穴在曲颔前，寸二分，循颊车耳下八分，曲颊端，近前陷中，上耳前，过客主人足少阳经穴，在耳前起骨，循发际，至额颅；其支者，从大迎前，下人迎结喉旁，一寸五分动脉，循喉咙，入缺盆，下膈，属胃，络脾；其直者，从缺盆，下乳内廉从乳中过，下挟脐，入气街中穴在脐下八寸，去中行二寸；其支者，起于胃口，下循腹里，下至气街中而合，以下髀关，抵伏兔足之本节为髀，髀前膝上六寸起肉处为伏兔，伏兔后横纹中为髀关，髀内为股，髀尽处前为膝，后为腘，第二节为胫，胫尽处即内外踝，下为足，下膝膑中挟膝筋中为膑，下循胫外廉，下足跗足面，入中指内间；其支者，下廉三寸而别，下入中指外间；其支者，别跗上，入大指间，出其端厉兑穴，在足大指次指之端，去爪甲角如韭叶。是动则病：洒洒振寒，善呻数欠，颜黑，病至则恶人与火，闻木声则惕然而惊，心欲动，独闭户塞牖而处，甚则欲上高而歌，弃衣而走，贲响腹胀，是谓骭厥胫骨为骭。是主血所生病者，狂疟，温淫，汗出，鼽衄，口㖞，唇胗，颈肿，喉痹，大腹水肿，膝膑肿痛，循膺乳、气街、股、伏兔外廉、足跗上皆痛，中指不用。气盛，则身以前皆热，其有余于胃，则消谷善饥，溺色黄；气不足，则身以前皆寒慄，胃中寒，则胀满。

脾足太阴之脉，起于大指之端隐白穴，在大指端内侧，去爪甲角如韭叶，循指内侧白肉际白肉，三阴脉所经；赤肉，三阳脉所经。际，乃白肉尽处，过核骨后，上内踝前廉，上腨[1]内足肚，循胫骨后，交出厥阴之前，上膝股内前廉，入腹，属脾，络胃，上膈，挟咽，连舌本，散舌下；其支者，复从胃别，上膈，注心中。是动则病：舌本强，食则呕，胃脘痛，腹胀，善噫，得后与气则快然如衰，身体皆重，是主脾所生病者，舌本痛，体不能动摇，食不下，烦心，心下急痛，溏瘕泄，水闭，黄疸，不能卧，强立，股膝内肿厥，足大指不用。

心手少阴之脉，起于心中，出属心系心系上

① 腨：原作“踹”。

与肺通，由肺叶而下，曲折向后，贯脊髓，通于肾，下膈，络小肠；其支者，从心系，上挟咽，系目系；其直者，复从心系，却上肺，下出腋下，下循臑内后廉，行太阴、心主之后，下肘内，循臂内后廉，抵掌后锐骨之端，入掌内后廉，循小指之内，出其端少冲穴，在小指内侧，去爪甲角如韭叶。是动则病：嗌干，心痛，渴而欲饮，是为臂厥，是主心所生病者，目黄，胁痛，臑臂内后廉痛厥，掌中热痛。

小肠手太阳之脉，起于小指之端少泽穴，在小指外侧，去爪甲角下一分陷中，循手外侧上腕，出踝中腕下高骨，直上循臂骨下廉，出肘内侧两筋之间，上循臑外后廉，出肩解脊两旁为膂，膂上两角为肩解，绕肩胛肩解下成片骨，交肩上上会大椎，乃左右相交于肩上，入缺盆，络心，循咽下膈，抵胃，属小肠；其支者，从缺盆，循颈，上颊，至目锐眦目外角为锐眦，却入耳中；其支者，别颊，上䪼目下为䪼抵鼻至目内眦内角，斜络于颧。是动则病：嗌痛，颔肿，不可以顾，肩似拔，臑似折。是主液所生病者，耳聋，目黄，颊肿，颈、颔、肩、臑、肘、臂外后廉痛。

膀胱足太阳之脉，起于目内眦睛明穴，为手足太阳、足阳明、阴跷[①]、阳跷五脉之会，上额交巅百会穴。其支者，从巅至耳上角；其直者，从巅入络脑，还出别下项，循肩膊内肩后下为膊，挟脊，抵腰中，入循膂，络肾，属膀胱；其支者，从腰中下挟脊，贯臀，入腘中；其支者，从膊内左右别下，贯胛，挟脊内，过髀枢捷骨下为髀枢，循髀外，从后廉下合腘中与前入腘中者合，以下贯腨内，出外踝之后，循京骨足外侧赤白肉际，小指本节后大骨，至小指外侧至阴穴，在小指外侧本节前陷中。是动则

① 跷：原作“蹻”。后同，不再注释。

病：冲头痛，目似脱，项如拔，脊痛，腰似折，髀不可以曲，腘如结，腨如裂，是为踝厥。是主筋所生病者，痔、疟、狂、癫疾、头囟、项痛，目黄，泪出，鼽衄，项背、腰、尻、腘、腨、脚皆痛，小指不用。

肾足少阴之脉，起于小指之下，邪趋足心涌泉穴，在足心，屈足卷指宛宛中，出于然谷之下足内踝前，起大骨下陷中，循内踝之后，别入跟中，以上腨内，出腘内廉，上股内后廉，贯脊与督脉会长强穴，属肾，络膀胱；其直者，从肾上贯肝、膈，入肺中，循喉咙，挟舌本；其支者，从肺出，络心，注胸中。是动则病：饥不欲食，面如漆柴，咳唾则有血，喝喝而喘，坐而欲起，目䀮䀮如无所见，心如悬，若饥状，气不足则善恐，心惕惕如人将捕之，是为骨厥。是主肾所生病者，口热，舌干，咽肿，上气，嗌干及痛，烦心，心痛，黄疸，肠澼，脊股内后廉痛，痿厥，嗜卧，足下热而痛。

心主手厥阴心包络之脉，起于胸中，出属心包络，下膈，历络三焦；其支者，从胸中出胁腋下为胁，下腋三寸，上抵腋，下循臑内，行太阴、少阴之间，入肘中，下臂行两筋之间，入掌中，循中指出其端中冲穴，在中指端爪甲如韭叶陷中；其支者，别掌中，循小指次指出其端。是动则病：手心热，臂肘挛急，腋肿，甚则胸胁支满，心中憺憺大动，面赤目黄，喜笑不休。是主脉所生病者，烦心，心痛，掌中热。

三焦手少阳之脉，起于小指次指之端关冲穴，在无名指外侧，去爪甲如韭叶，上出两指之间，循手表腕，出臂外两骨之间，上贯肘，循臑外上肩，而交出足少阳之后，入缺盆，布膻中两乳中间，散络心包，下膈，循属三焦；其支者，从膻中上出缺盆，上项，系耳后，直上出耳上角，以屈下颊至䪼；其支者，从耳后，入耳中，出走耳前，过客主人，前交颊，至目锐眦。是动则病：耳聋浑浑焞焞，嗌肿，喉痹。是主气所生病者，汗出，目锐眦痛，颊肿，耳后、肩、臑、肘、臂外皆痛，小指次指不用。

胆足少阳之脉，起于目锐眦瞳子髎穴，在目外去眦五分，上抵头角，下耳后，循颈，行手少阳之前，至肩上，却交出手少阳之后，入缺盆；其支者，从耳后，入耳中，出走耳前，至目锐眦后；其支者，别锐眦，下大迎，合于手少阳，抵于䪼，下加颊车，下颈，合缺盆与前入者合，以下胸中，贯膈，络肝，属胆，循胁里，出气街，绕毛际，横入髀厌中股与少腹之间陷中；其直者，从缺盆下腋，循胸，过季胁胁骨之下为季胁，下合髀厌中，以下循髀阳循髀外，行太阳、阳明之间，出膝外廉，下外辅骨之前，直下抵绝骨之端外踝上为绝骨，下出外踝之前，循足跗上，入小指次指之间窍阴穴，在小指次指外侧，去爪甲角如韭叶，足少阳脉至此而终；其支者，别跗上，入大指之间，循大指岐骨内，出其端大指本节后为岐骨，还贯爪甲，出三毛。是动则病：口苦，善太息，心胁痛，不能转侧，甚则面微有尘，体无膏泽，足外反热，是为阳厥。是主骨所生病者，头痛，颔痛，目锐眦痛，缺盆中肿痛，胁下肿，马刀侠瘿，汗出，振寒，疟，胸、胁、肋、髀、膝外至胫、绝骨、外踝前及诸节皆痛。

肝足厥阴之脉，起于大指丛毛之际大敦穴，在大指端，去爪甲如韭叶，为厥阴所出之井，针灸家皆用之，然《经》则明言起于丛毛之际，非指端也，今厥阴逆上，腹痛脉绝欲死者，灸丛毛大验，上循足跗上廉，去内踝一寸，上踝八寸，交出太阴之后，上腘内廉，循股阴，入毛中，过阴器左右环绕阴器，抵小腹，挟胃，属肝，络胆，上贯膈，布胁肋，循喉咙之后，上入颃颡，连目系，上出额，与督脉会于巅；其支者，从目系，下颊里，环唇内；其支者，复从肝，别贯膈，上注肺。是动则病：腰痛不可以俯仰，丈夫㿗[①]疝，妇人少腹肿，甚则嗌干，面尘脱色，是肝所生病者，胸满呕逆，飧泄，狐疝，遗溺，闭癃《灵·经脉篇》。

别者，另分一支也；合者，本经两脉相合也；会者，与他经相会也；交者，或本经左右两脉相交，或与他经相交也；加者，加于上不相通也；挟者，夹也；约者，约束也；环者，环绕也；散者，非一络也；循者，依傍而行也；贯者，穿过也。夫经络如织，营卫如环，而欲一一写出，纤悉无遗，不亦难哉！《经》独以数

① 㿗：同“癞”。

活字钩清之，宛似绘一生人模样，垂示来兹，较之《禹贡》浚川图、《史记·天官书》更胜一筹，非作者之圣，其孰能之？

治病犹治贼，必先识贼之所在，斯不劳而获，倘贼在此界，而反于彼境捕之，则彼境无辜之民徒增扰动，而此界真贼且不治而日炽矣。十二经脉所经之处，即十二经所辖，无异省治之分界也，如某处痛，某处痒，某处热肿，某处寒慄，即可知何经受病，又宁有误治之虑哉？然则此篇经文，洵为大小内外诸科一刻不可离之法也。

督脉者，起于下极之俞，并于脊里，上至风府，入属于脑。任脉者，起于中极之下，以上毛际，循腹里，上关元，至咽喉。冲脉者起于气冲，并足阳明之经今《内经》俱作少阴，夹脐上行，至胸中而散。带脉者，起于季胁，回身一周。阳跷脉者，起于跟中，循外踝上行，入风池。阴跷脉者，亦起于跟中，循内踝上行，至咽喉，交贯冲脉。阳维、阴维，维络于身，溢蓄不能环流，灌溉诸经者也。阳维起于诸阳会，阴维起于诸阴交也《二十八难》。

阳维维于阳，阴维维于阴，阴阳不能自相维，则怅然失志，溶溶不能自收持。阳维为病苦寒热；阴维为病苦心痛；阴跷为病，阳缓而阴急；阳跷为病，阴缓而阳急。冲之为病，逆气里急；督之为病，脊强而厥；任之为病，其内苦结，男子为七疝，女子为瘕聚《内经》男子内结七疝，女子带下瘕聚；带之为病，腹满，腰溶溶如坐水中。此奇经八脉之为病也《二十九难》。

彭按：奇经八脉经文错乱，定系后人传写之误，越人时所读不若是也，故所述明晰，谨遵录之。

人焉受气？阴阳焉会？何气为营？何气为卫？营安从生？卫于焉会？老壮不同气，阴阳异位，愿闻其会。曰：人受气于谷，谷入于胃，以传于肺，五藏六府皆以受气，其清者为营，浊者为卫，营在脉中，卫在脉外，营周不休，五十而复大会，阴阳相贯，如环无端。卫气行于阴二十五度，行于阳二十五度，分为昼夜。故气至阳而起，至阴而止。故曰日中而阳陇，为重阳，夜半而阴陇，为重阴。故太阴主内，太阳主外，各行二十五度，分为昼夜。夜半为阴陇，夜半后为阴衰，平旦阴尽而阳受气矣；日中而阳陇，日西为阳衰，日入阳尽而阴受气矣。夜半而大会，万民皆卧，命曰合阴，平旦阴尽而阳受气，如是无已，与天地同纪。壮者气血盛，肌肉滑，气道通，营卫之行不失其常，故昼精而夜瞑；老者气血衰，肌肉枯，气道涩，其营气衰少，而卫气内伐，故昼不精，夜不眠。营出于中焦，卫出于上焦刻本误作下，上焦出于胃上口，并咽以上，贯膈而布胸中，走腋，循太阴之分而行，还至阳明，上至鼻刻本误作舌，下足阳明，常与营俱行于阳二十五度，行于阴亦二十五度，一周也，故五十度而复大会于手太阴矣。中焦亦并胃中，出上焦之后，此所受气者，泌糟粕，蒸津液，化其精微，上注于肺脉，乃化而为血，以奉生身，莫贵于此，故独得行于经隧，命曰营气。营卫者，精气也。血者，神气也。血之与气，异名而同类焉。故夺血者无汗，夺汗者无血。下焦者，别回肠，注于膀胱而渗入焉。水谷者，常并居于胃中，成糟粕而俱下于大肠，而成下焦，渗而俱下，济泌别汁，循下焦而渗入膀胱焉。上焦如雾，中焦如沤，下焦如渎，此之谓也《灵·营卫生会》。

彭按：三焦即三个管子，非有名无象也，若

果有名无象，如何并咽、并胃？又按：卫气出于上焦者，水谷入胃，胃底之阳蒸气上腾，若雾露之溉，此即卫气也。由上焦出于胃上口，尚在膈膜之下，于是贯膈，散布胸中，然后循太阴分肉之间，而行于脉外，故曰上焦如雾。经文本自明白，如果出于下焦，则清阳之气与便溺同出，有是理乎？越人读经，未察卫气出于下焦之误，遂谓上焦主内而不出，几令卫气全无出路。

分肉腠理，字义当晓，肉必丝丝成理，故谓之理。有数十百理，聚而为纵者，有数十百理，聚而为横者，有数十百理，聚而为斜者，或纵或横或斜，数块并作一块，其并处必有穴。从并处说到外面，谓之分，谓其肉由此而分也；从外面说到并处，谓之腠，谓其数肉并腠也。脉在其中，卫即行乎脉外，《气穴论》云：“肉之大会为谷，肉之小会为溪，肉分之间，溪谷之会，以行营卫，以会大气是也。”循太阴之分而行之，“分”字当作“是”解。

其言上焦出于胃上口，并咽以上，贯膈，到此则上焦之管子已尽，卫气在膈上既出，上焦管子即散布胸中，此乃如烟如雾之物，逢空则走，故循太阴之分肉，而行乎脉外，依次循手阳明至足阳明，是明明指卫气言。若云指上焦言，岂上焦直至足乎？问何以知上焦是管子？曰：若无管子，则并咽以上者何物？何以知管子到膈上即尽？曰：到此不尽，卫亦行乎脉中矣。

手太阴脉从胸走手，手阳明脉从手走头，故曰：还至阳明。

手阳明脉尽处，上挟鼻孔；足阳明脉，起于鼻之交頞中，故曰还至阳明，上至鼻下，足阳明。刻本“鼻”字误作“舌”字，没解彭擅改正。

营气出于中焦者，水谷在胃，渐渐腐化，如造酒然，有泡微起，其汁若酒浆者，即是营气，从中焦上注肺脉。脉乃心火主之，营在脉中，藉心火煅炼成赤，即是血，故曰中焦如沤。又曰营卫者，精气也；血者，神气也。盖阳之精为神，而藏神者心，非藉心火煅炼而何？

下焦者，水之出路也，水谷在胃，渐渐变化，下至小肠，尚未分别，直至小肠下口，与回肠会处，有一管直对膀胱，即是下焦，水从此渗入焉。故曰下焦如渎，脐上一寸为水分穴，即是分水处。

卫气昼行于阳，夜行于阴，最为难解。其曰：营行脉中，卫行脉外，五十而复大会，又曰：常与营俱行阳二十五度，行阴二十五度，一周也。是营卫同行固属无疑，但营出于中焦，由手太阴注手阳明，手阳明注足阳明，足阳明注足太阴，顺十二经之贯注，则阴经阳经相间而行。营既如此，卫亦宜然，岂有昼止行阳经，夜止行阴经哉？然而《经》则明明言卫气昼日行于阳，夜行于阴，其故何与？彭谓阴阳者，数之可十，推之可至百千万也。昼行阳，夜行阴，此阴阳非指经络言，乃指外内言也。盖脉在分肉之间，营行脉中，卫即行乎脉外，无论阴经阳经，卫气浮上而行者，即行于阳也，沉伏而行者，即行于阴也。行于阳，则表实，故昼日体耐风寒；行于阴则表虚，故夜卧不耐风寒，此其验也。太阴为阴中之至阴，故主内；太阳为表，故主外。夫卫犹日也，营犹月也，虽日有黄赤道，月有四游仪，总不越乎东升西降之常耳，至若《灵枢·卫气行》一篇，手三阳经倒行，足三阳经无还路，不可为训。

《素·经脉别论》论食气入胃，一言散精于肝，一言浊气归心，《灵·邪客》篇论谷入于胃，宗气积于胸中，卫气先行皮肤，与此论营卫同起于手太阴，迥然不同，则无容信为两是矣。但此篇越人、仲景俱各引用，而《别论》《邪客》从无一言论及，故皆不录。

女子七岁，肾气盛，齿更发长；二七，而天癸至，任脉通，太冲脉盛，月事以时下，故有子；三七，肾气均平，故真牙生而长极；七七，任脉虚，太冲脉衰少，天癸竭，地道不通，故形坏而无子也。丈夫八岁，肾气实，发长齿更；二八，肾气盛，天癸至，精气溢泻，阴阳和，故能有子；三八，肾气均平，筋骨劲强，故真牙生而长极；八八，则齿发去，五藏皆衰，筋骨懈惰，天癸竭，故发鬓白，身体重，行步不正，而无子耳《素·上古天真论》。

彭按：天癸是女精，由任脉而来。月事是经血，由太冲而来，《经》言二七而天癸至，缘任脉通，斯时太冲脉盛，月事亦以时下。一顺言之，一逆言之耳，故月事不调、不来及崩，是血病，咎在冲脉，冲脉隶阳明；带下是精病，咎在任脉，任脉隶少阴，盖身前中央一条是任脉，背后脊里一条是督脉，皆起于前后两阴之交，会阴穴。《难经》明晰，《灵》《素》传误。带脉起于季胁，似束带状，人精藏于肾，肾系于腰背，精欲下泄，必由带脉而前，然后从任脉而下，故《经》言任脉为病，女子带下。

两神相搏，合而成形，常先身生，是为精。上焦开发，宣五谷味，熏肤，充身，泽毛，若雾露之溉，是谓气。腠理发泄，汗出溱溱，是谓津。谷入气满，淖泽注于骨，骨属屈伸，泄泽补益脑髓，皮肤润泽，是谓液。中焦受气取汁，变化而赤，是谓血。壅遏营气，令无所避，是谓脉。精脱者，耳聋；气脱者，目不明；津脱者，腠理开、汗大泄；液脱者，骨属屈伸不利、色夭、脑髓消、胫痠、耳数鸣；血脱者，色白，夭然不泽，其脉空虚《灵·决气》。

肺气通于鼻，肺和则鼻能知臭香矣。心气通于舌，心和则舌能知五味矣。肝气通于目，肝和则目能辨五色矣。脾气通于口，脾和则口能知五谷矣。肾气通于耳，肾和则耳能闻五音矣《灵·脉度》。

人卧血归于肝，肝受血而能视，足受血而能步，掌受血而能握，指受血而能摄《素·五藏生成》。

心恶热，肺恶寒，肝恶风，脾恶湿，肾恶燥《素·宣明五气》。

五藏之精气皆上注于目，骨之精为瞳子，

筋之精为黑眼，血之精为络，气之精为白眼，肌肉之精为约束，裹撷筋骨血气之精，而与脉并为系，上属于脑，后出于项中。故邪中于项，因逢其身之虚，其入深，则随眼系以入于脑，则脑转，脑转则引目系急，目系急则目眩以转矣。精散则视歧，视歧见两物。目者，五藏六府之精也，营卫魂魄之所常营也，神气之所生也。故神劳则魂魄散，志意乱，卒然见非常处《灵·大惑论》。

肝生于左，肺藏于右，心部于表，肾治于里，脾为之使，胃为之市，膈肓之上，中有父母，七节之旁，中有小心《灵·刺禁论》。

胃者，水谷之海；冲脉，为十二经之海；膻中，为气之海；脑为髓之海《灵·海论》。

唇至齿，长九分，口广二寸半；齿至会厌，深三寸半；舌长七寸，广二寸半；咽门广二寸半，至胃长一尺六寸；胃纡曲屈，伸之，长二尺六寸，大一尺五寸，径五寸，大容三斗五升；小肠后附脊，左环回周叠积，其注于回肠者，外附于脐上，回运环十六曲，大二寸半，径八分，分之少半，长三丈三尺；回肠当脐左《难经》作右，环回周叶积而下，回运环反十六曲，大四寸，径一寸，寸之少半，长二丈一尺；广肠傅脊，以受回肠，左环叶积上下辟，大八寸，径二寸，寸之大半，长二尺八寸《灵·肠胃篇》。

此同身寸也，不必疑为周尺，盖周以古之八寸为尺，中人长七尺五寸，故五尺之童，六尺之孤，皆言其小。同身寸者，屈本人中指，中节横纹头为寸，十寸为尺。中人亦长七尺五寸，适与周尺相合耳。若果为周尺，则此经伪矣。

肝凡七叶，左三右四。心中有七孔三毛，

盛精汁三合。脾扁广三寸，大五寸，有散膏半斤，主裹血，温五藏。肺六叶，两耳，凡八叶。肾有两枚。胆在肝之短叶间，盛精汁三合。膀胱纵广九寸《四十二难》。

唇为飞门，齿为户门，会厌为吸门，胃为贲门，太仓下口为幽门，大肠小肠会为阑门，下极为魄门，此七冲门也《四十四难》。

# 病 集

病得其因，治之方效。若论病而不论其所以病，总属伪造，一概不录。

阴阳者，天地之道也，万物之纲纪，变化之父母，生杀之本始，神明之府也，治病必求其本。故积阳为天，积阴为地，阴静阳躁，阳生阴长，阳杀阴藏。阳化气，阴成形，寒极生热，热极生寒，寒气生浊，热气生清，清气在下，则生飧泄，浊气在上，则生䐜胀，此阴阳反作，病之逆从也。故清阳为天，浊阴为地，地气上为云，天气下为雨，雨出地气，云出天气。故清阳出上窍，浊阴出下窍，清阳发腠理，浊阴走五藏，清阳实四肢，浊阴归六府。水为阴，火为阳，阳为气，阴为味，味归形，形归气，气归精，精归化，精食气，形食味，化生精，气生形，味伤形，气伤精，精化为气，气伤于味。阴味出下窍，阳气出上窍，味厚者为阴，薄为阴之阳，气厚者为阳，薄为阳之阴，味厚则泄，薄则通，气薄则发泄，厚则发热。壮火之气衰，少火之气壮，壮火食气，气食少火，壮火散气，少火生气。气味辛甘发散为阳，酸苦涌泄为阴。阴胜则阳病，阳胜则阴病，阳胜则热，阴胜则寒，重寒则热，重热则寒。寒伤形，热伤气，气伤痛，形伤肿，风胜则动，热胜则肿，燥胜则干，寒胜则浮，湿胜则濡泻。天有四时五行，以生长收藏，以生寒暑燥湿风，人有五藏化五气，以生喜怒悲忧恐。故喜怒伤气，寒暑伤形，暴怒伤阴，暴喜伤阳，厥气上行，满脉去形。喜怒不节，寒暑过度，生乃不固。故重阴必阳，重阳必阴，故曰冬伤于寒，春必病温；春伤于风，夏生飧泄；夏伤于暑，秋必痎疟；秋伤于湿，冬生咳嗽。东方生风，风生木，木生酸，酸生肝，肝生筋，筋生心。肝主目，其在天为玄[①]，在人为道，在地为化。化生五味，道生智，玄生神。神在天为风，在地为木，在体为筋，在藏为肝，在色为苍，在音为角，在声为呼，在变动为握，在窍为目，在味为酸，在志为怒。怒伤肝，悲胜怒，风伤筋，燥胜风，酸伤筋，辛胜酸。南方生热，热生火，火生苦，苦生心，心生血，血生脾。心主舌，其在天为热，在地为火，在体为脉，在藏为心，在色为赤，在音为徵，在声为笑，在变动为忧，在窍为舌，在味为苦，在志为喜。

---

① 玄：原作“元”。

喜伤心，恐胜喜，热伤气，寒胜热，苦伤气，咸胜苦。中央生湿，湿生土，土生甘，甘生脾，脾生肉，肉生肺。脾主口，其在天为湿，在地为土，在体为肉，在藏为脾，在色为黄，在音为宫，在声为歌，在变动为哕，在窍为口，在味为甘，在志为思。思伤脾，怒胜思，湿伤肉，风胜湿，甘伤肉，酸胜甘。西方生燥，燥生金，金生辛，辛生肺，肺生皮毛，皮毛生肾。肺主鼻，其在天为燥，在地为金，在体为皮毛，在藏为肺，在色为白，在音为商，在声为哭，在变动为咳，在窍为鼻，在味为辛，在志为忧。忧伤肺，喜胜忧，热伤皮毛，寒胜热，辛伤皮毛，苦胜辛。北方生寒，寒生水，水生咸，咸生肾，肾生骨髓，髓生肝。肾主耳，其在天为寒，在地为水，在体为骨，在藏为肾，在色为黑，在音为羽，在声为呻，在变动为慄，在窍为耳，在味为咸，在志为恐。恐伤肾，思胜恐，寒伤血，燥胜寒，咸伤血，甘胜咸。故曰：天地者，万物之上下也；阴阳者，血气之男女也；左右者，阴阳之道路也；水火者，阴阳之征兆也；阴阳者，万物之能始也。故曰：阴在内，阳之守也；阳在外，阴之使也。天不足西北，故西北方阴也，而人右耳目不如左明也。地不满东南，故东南方阳也，而人左手足不如右强也。天气通于肺，地气通于嗌，风气通于肝，雷气通于心，谷气通于脾，雨气通于肾。阳之汗，以天地之雨名之，阳之气，以天地之疾风名之。暴气象雷，逆气象阳。形不足者，温之以气；精不足者，补之以味。其高者，因而越之；其下者，引而竭之；中满者，泻之于内；其有邪者，渍形以为汗；其在皮者，汗而发之；其慓悍者，按而收之；其实者，散而泻之。审其阴阳，以别柔刚，阳病治阴，阴病治阳，定其血气，各守其乡，血实宜决之，气虚宜掣引之《阴阳大论》。

彭按：壮火，亢阳也。少火，微阳也。旧作君相解，欠稳。

又按：仲景《伤寒论》自叙云：撰用《素问》《九卷》《八十一难》《阴阳大论》《胎胪药录》四种，而不及《灵枢》。今《胎胪药录》不少概见，而《阴阳大论》一书并入《素问》内，后人循名而论，自然《素问》是真，《灵枢》是假，及细读之，《素问》内不乏浅陋之语，而《灵枢》中亦有神化之言，要之《灵枢》即从《素问》内分出无疑。

夫天以阴阳五行，化生万物，气以成形，而理亦赋焉。故天食人以五气，五气偏胜则病。地食人以五味，五味偏胜则病。人具五志，五志偏用则病。病变千端，总不能外此而生，其治之之法，不过以所胜平之，真所谓要言不烦，入理最深者也。此本是专书，并非《素问》中一论，旦夕咀含，至味乃出。

太阴阳明为表里，脾胃是也，生病而异，何也？曰：阴阳异位，更虚更实，更逆更从，或从内，或从外，所从不同，故病异名也。阳者，天气也，主外；阴者，地气也，主内。阳道实，阴道虚。故犯贼风虚邪者，阳受之，食饮不节，起居不时者，阴受之。阳受之则入六府，阴受之则入五藏，入六府则身热，不时卧，上为喘呼；入五藏则䐜满闭塞，下为飧泄，久为肠澼。喉主天气，咽主地气，阳受风气，阴受湿气，阴气从足上行至头，而下行循臂至指端，阳气从手上行至头，而下行至足。故阳病者，上行极而下，阴病者，下行极而上。伤于风者，上先受之；伤于湿者，下先受之。脾病而四肢不用何也？曰：四肢皆禀气于胃，而不得至经，必因于脾，乃得禀也，今脾病不能为胃行其津液，四肢不得禀水谷气，气日以衰，脉道不利，筋骨肌肉，皆无气以生，故不用焉。脾不主时，何也？曰：脾者，土也，治中央，常以四时长四藏，各十八日寄治，不得独主于时也。脾与胃以膜相连耳，而能为之行其津液，何也？曰：足太阴者，三阴也，其脉贯胃，属脾，络嗌，故太阴为之行气于三阴。阳明者，表也，五藏六府之海也，亦为之行气于三阳。藏府各因其经，而受气于阳明，故为胃行其津液《素·太阴阳明论》。

仲景论中阳明病欲作痼瘕，是阳明转太阴也，转属阳明，是太阴转阳明也，与篇中更实更虚之说，正自相符，可信此为仲景所读之真经也。

东垣一生得力处全在此篇。

三阴三阳，明明指十二经言也，但经脉自手太阴交手阳明，手阳明交足阳明，足阳明交足太阴，阴阳相贯，如环无端，断无越阴而专行三阳，越阳而专行三阴之理，末[①]段问答，疑系后人所续。

又按：《神农本经》有健脾二字，而《素问》《灵》《难》缺焉不讲。

彭偶见蜂之酿蜜，日则取花置窠，夜则张翅扇之，薨薨有声，花遂成蜜，因想脾在胃外，其中央以膜连，胃两旁悬空如翅，时时鼓扇，以助胃底真阳熏蒸，消谷则所谓健者，乃动而不息之意也。此第率臆而谈，尚未知有当否？

今夫热病者，皆伤寒之类也，或愈或死，其死皆以六七日之间，其愈皆以十日以上者，何也？

---

① 末：原作“未”。

曰：巨阳者，诸阳之属也，其脉连于风府，故为诸阳主气也。人之伤于寒也，则为病热，热虽甚不死，其两感于寒而病者，必不免于死。伤寒一日，巨阳受之，故头项痛，腰脊强；二日，阳明受之，阳明主肉，其脉挟鼻，络于目，故身热，目痛而鼻干，不得卧也；三日，少阳受之，少阳主胆，其脉循胁，络于耳，故胸胁痛而耳聋。三阳经络皆受其病，而未入于藏者，故可汗而已。四日，太阴受之，太阴脉布胃中，络于嗌，故腹满而嗌干；五日，少阴受之，少阴脉贯肾，络于肺，系舌本，故口燥舌干而渴；六日，厥阴受之，厥阴脉循阴器而络于肝，故烦满而囊缩。三阴三阳、五藏六府皆受病，荣卫不行，五藏不通，则死矣。其不两感于寒者，七日巨阳病衰，头痛少愈；八日阳明病衰，身热少愈；九日少阳病衰，耳聋微闻；十日太阴病衰，腹减如故，则思饮食；

十一日少阴病衰，渴止不满，舌干已而嚏；十二日厥阴病衰，囊纵，少腹微下，大气皆去，病日已矣。治之各通其藏脉，病日衰已矣。其未满三日者，可汗而已；其满三日者，可泄而已。病热少愈，食肉则复，多食则遗，此其禁也。两感于寒者，病一日，则巨阳与少阴俱病，则头痛，口干而烦满；二日，阳明与太阴俱病，则腹满，身热，不欲食，谵言；三日，少阳与厥阴俱病，则耳聋，囊缩而厥，水浆不入，不知人，六日死。五藏已伤，六府不通，荣卫不行，如是之后三日乃死，何也？曰：阳明者，十二经脉之长也，其血气盛，故不知人，三日其气乃尽。凡病伤寒而成温者，先夏至日者为病温，后夏至日者为病暑，暑与汗皆出，勿止《素·热论》。

此论热病也，伤寒有五，热病乃其一耳。余俱散失。彭将《难经》补之，具诊集中。

夫痎疟，皆生于风，其蓄[1]作有时者，何也？曰：疟之始发也，先起于毫毛，伸欠乃作，寒慄鼓颔，腰脊俱痛，寒去则内外皆热，头痛如破，渴欲冷饮，何气使然？曰：阴阳上下交争，虚实更作，阴阳相移也。阳并于阴，则阴实而阳虚，阳明虚则寒慄鼓颔也，巨阳虚则腰背头项痛，三阳俱虚则阴气胜，阴气胜则骨寒而痛，寒生于内，故中外皆寒。阳盛则外热，阴虚则内热，外内皆热则喘而渴，故欲冷饮也。此皆得之夏伤于暑，热气盛，藏于皮肤之内，肠胃之外，此营气之所舍也。此令人汗空疏，腠理开，因得秋气，汗出遇风，及得之以浴，水气舍于皮肤之内，与卫气并居。卫气者，昼日行于阳，夜行于阴，此气得阳而外出，得阴而内薄，内外相薄，是以日作。其气之舍深，

① 蓄：原作“畜”。

内薄于阴，阳气独发，阴邪内着，阴与阳争，不得出，是以间日而作也。其作日晏与其日早者，何气使然？曰：邪气客于风府，循膂而下，卫气一日一夜大会于风府，其明日日下一节，故其作也晏。下至骶骨，其气上行，故作日益早也。其间日发者，由邪气内薄于五藏，横连膜原也。其道远，故间日乃作也。先寒而后热者，先伤于寒而后伤于风，名曰寒疟，先热而后寒者，先伤于风而后伤于寒，名曰温疟。其但热而不寒者，阴气先绝，阳气独发，则少气烦冤，手足热而欲呕，名曰瘅疟。《经》云：方其盛时必毁，因其衰也，事必大昌。疟之未发也，阴未并阳，阳未并阴，因而调之，真气得安，邪气乃亡《素·疟论》。

风者善行而数变，藏于皮肤之间，内不得通，外不得泄，腠理开则洒然寒，闭则热而闷。

其寒也，则衰饮食；其热也，则消肌肉，使人怢慄而不能食，名曰寒热。风气与阳明入胃，循脉而上至目内眦，其人肥则风气不得外泄，则为热中而目黄；人瘦则外泄而寒，则为寒中而泣出。风气由太阳而入，行诸脉俞，散于分肉之间，与卫气相干，其道不利，使肌肉膹[①]䐜而有疡，卫气有所凝而不行，故其肉有不仁也。风气客于脉而不去，营气热，胕皮肤疡溃，其气不清，使鼻柱坏而色败，名曰疠风，或名寒热。风各从其门户所中，则为偏风。风气循风府而上，则为脑风；风入系头，则为目风、眼寒；饮酒中风，则为漏风；入房汗出中风，则为内风；新沐中风，则为首风；久风入中，则为肠风、飧泄；外在腠理，则为泄风。故风者，百病之长，变化无常也《素·风论》。

① 膹：原作"愤"。

风寒湿三气杂至，合而为痹也。其风气胜者为行痹，寒气胜者为痛痹，湿气胜者为着痹也。其风气胜者易已，其入藏者死《素·痹论》。

肺热叶焦，则皮毛虚弱急薄，着则生痿躄也。心气热，则下脉厥而上，上则下脉虚，虚则生脉痿，枢折挈，胫纵不任地也。肝气热，则胆泄口苦，筋膜干，筋膜干则筋急而挛，发为筋痿。脾气热，则胃干而渴，肌肉不仁，发为肉痿。肾气热，则腰脊不举，骨枯而髓减，发为骨痿。肺者，藏之长，为心之盖也，所求不得，则发肺鸣，鸣则肺热叶焦，故五藏因肺热叶焦发为痿躄也。悲哀太甚，则胞络绝，绝则阳气内动，发则心下崩，数溲血也。大经空虚，发为肌痹，传为脉痿，思想无穷，所愿不得，意淫于外，入房太甚，宗筋弛纵，发为筋痿，及为白淫，生于肝使内也。有渐于湿，以水为事，肌肉濡渍，痹而不仁，发为肉痿，得之湿地也。远行劳倦，大热而渴，阳气内伐，热舍于肾，水不胜火，骨枯而髓虚，故足不任身，发为骨痿，生于大热也。肺热者，色白而毛败；心热者，色赤而络脉溢；肝热者，色苍而爪枯；脾热者，色黄而肉蠕动；肾热者，色黑而齿槁。治痿独取阳明，何也？阳明者，五藏六府之海，主润宗筋，宗筋主束骨而利机关也。冲脉者，经脉之海也，主渗灌溪谷，与阳明合于宗筋，阴阳总宗筋之会，会于气街，而阳明为之长，皆属于带脉，而络于督脉，故阳明虚则宗筋纵，带脉不引，足痿不用也《素·痿论》。

手屈而不伸者，其病在筋，伸而不屈者，其病在骨《灵·骨痹终始》。

营气虚则不仁，卫气虚则不用《素·逆调论》。

肺心有邪，其气留于两肘；肝有邪，其气

流于两腋；脾有邪，其气留于两髀；肾有邪其气留于两腘《灵·邪客》。

血与气并走于上，则为大厥，厥则暴死。气复反则生，不反则死《素·调经论》。

所谓入中为喑者，阳盛阴衰也，内夺而厥则为喑痱，此肾虚也。少阴不至者，厥也阴衰之阴，传本误作已，音相近也《素·脉解》。

大怒则形气绝，而血菀于上，使人暴厥暴传本误作薄，音相近也《素·生气通天论》。

以上三节论厥病，厥者，逆也，下脉逆而上也，逆上则暴死。据《经》所论，一由于肝，一由于肾，初未尝及于风也，今人见此症，俱称中风，而用风药，不知风药多升，益增其逆矣。至若《伤寒论》中所称之厥，乃手足逆冷，阴阳二气不相顺接之逆，与此不同。

起居不节，用力过度，则络脉伤。阳络伤

则血外溢，血外溢则衄血；阴络伤则血内溢，血内溢则后血。肠胃之络伤则血溢于肠外，肠外有寒，汁沫与血相搏，则并合凝聚不得散，而积成矣《素·百病始生》。

久视伤血，久卧伤气，久坐伤肉，久立伤骨，久行伤筋，是谓五劳所伤《素·宣明五气》。

天有宿度，地有经水，人有经脉。天地温和，则经水安静，天寒地冻，则经水凝泣，天暑地热，则经水沸溢，卒风暴起，则经水波涌而陇起。夫邪之入于脉也，寒则血凝泣，暑则气淖泽，虚邪即风邪因而入客，亦如经水之得风也。经之动脉，其至也，亦时陇起，其行于脉中，循循然，其至寸口中手也，时大时小，大则邪至，小则平，其行无常处，在阴与阳，不可为度《素·离合真邪论》。

怒则气上，喜则气缓，悲则气消，恐则气

下，寒则气收，炅则气泄，惊则气乱，劳则气耗，思则气结。九气不同，何病之生？曰：怒则气逆，甚则呕血及飧泄，故气上矣。喜则气和志达，营卫通利，故气缓矣。悲则心系急，肺布叶举，而上焦不通，营卫不散，热气在中，故气消矣。恐则精却，却则上焦闭，闭则气还，还则下焦胀，故气不行矣。寒则腠理闭，气不行，故气收矣。热则腠理开，营卫通，汗大泄，故气泄矣。惊则心无所倚，神无所归，虑无所定，故气乱矣。劳则喘息，汗出，外内皆越，故气耗矣。思则心有所存，神有所归，正气留而不行，故气结矣《素·举痛论》。

人有逆气不得卧，而息有音者，是阳明之逆也。足阳明之脉下行，今逆而上行，故息有音也。《下经》曰：胃不和，则卧不安，此之谓也。起居如故，而息有音，此肺之络脉逆也。

络脉之病人也微，故起居如故也。有不得卧，卧则喘者，是水气之客也。肾者，水藏，主津液，并主卧与喘也《素·逆调论》。

五藏六府皆令人咳，非独肺也。肺咳之状，咳而喘息有音，甚则唾血。心咳之状，咳则心痛，喉中介介如梗状，甚则嗌肿、喉痹。肝咳之状，咳则两胁下痛，甚则不可以转，转则两胠下满。脾咳之状，咳而右胁下痛，隐隐引肩背，甚则不可以动，动则咳剧。肾咳之状，咳则腰背相引而痛，甚则咳涎《素·咳论》。

此非空谈也，考《经脉》篇，肝络注肺，肾脉入肺，心脉连肺，除本经自病外，三藏阴亏不能吸阳，致虚阳射肺作咳者颇多，细察脉证自得。

水与肤胀、鼓胀、肠覃、石瘕、石水，何以别之？曰：水始起也，目窠上微肿，如新卧起之状，其颈脉动，时咳，阴股间寒，足胫肿，腹乃大，其水已成矣，以手按其腹，随手而起，如裹水之状，此其候也。肤胀者，寒气客于皮肤之间，鼕鼕然不坚，腹大，身尽肿，皮厚，按其腹窅而不起，腹色不变，此其候也。鼓胀者，腹胀，身皆大，大与肤胀等也，色苍黄，腹筋起，此其候也，肠覃者，寒气客于肠外，与卫气相搏，气不得营，因有所系，癖而内着，恶气乃起，瘜[①]肉乃生，其始生也，大如鸡卵，稍以益大，至其成，如怀子之状，久者离岁，按之则坚，推之则移，月事以时下。石瘕生于胞中，寒气客于子门，子门闭塞，气不得通，恶血当泻不泻，衃以留止，日以益大，状如怀子，月事不以时下，皆生于女子，可导[②]而下《灵·水胀》。

① 瘜：同“息”。
② 导：原作“道”。

帝曰：其有不从毫毛生，五藏阳已竭也。津液充郭，其魄独居，精孤于内，气耗于外，形不可与衣相保，此四极急而动中，是气拒于内，而形施于外，治之奈何？岐伯曰：平治以权衡，去宛[1]陈莝，微动四极，温衣，缪刺其处，以复其形，开鬼门，洁净府，精以时复，五阳已布，疏涤五藏，故精自生，形自盛，骨肉相保，巨气乃平《素·汤液醪醴》。

肾者，胃之关也。关门不利，故聚水而从其类也。其本在肾，其末在肺，皆聚水也《素·水热穴》。

面肿曰风，足胫肿曰水，目黄者黄疸，已食如饥者胃疸《素·平人气象》。

阳引而上，卫外者也。因于寒，欲如运枢，起居如惊，神气乃浮；因于暑，汗，烦则喘喝，

① 宛：同“菀”。

静则多言，体若燔炭，汗出而散；因于湿，首如裹，湿热不攘，大筋緛短，小筋弛长，緛短为拘，弛长为痿；因于气，为肿，四维相代，阳气乃竭。阳气者，烦劳则张，精绝，辟积于夏，使人煎厥，目盲不可以视，耳闭不可以听，溃溃乎若坏都，汩汩乎不可止。有伤于筋，纵，其若不容，汗出偏沮，使人偏枯，汗出见湿，乃生痤疿①。膏粱之变，足生大丁，受如持虚，劳汗当风，寒薄为皶，郁乃痤。阳气者，精则养神，柔则养筋，开阖不得，寒气从之，乃生大偻。陷脉为瘘，留连肉腠，俞气化薄，传为善畏，及为惊骇。营气不从，逆于肉理，乃生痈肿，魄汗未尽，形弱而气铄，穴俞以闭，发为风疟。故风者，百病之始也，清净则肉腠闭拒，虽有大风苛毒，莫之能害，此因时之序也。

① 疿：同“痱”。

阴者，藏精而起亟二字疑误也，阳者，卫外而为固也。阴不胜其阳，则脉流疾薄，并乃狂；阳不胜其阴，则五藏气争，九窍不通。风客淫气，精乃亡，邪伤肝也。因而饱食，筋脉横解，肠澼为痔。因而大饮，则气逆，因而强力，肾气乃伤，高骨乃坏。凡阴阳之要，阳密乃固。阳强不能密，阴气乃绝，阴平阳秘，精神乃治，阴阳离决，精气乃绝《素·生气通天》。

二阳阳明之病发心脾，有不得隐曲，女子不月，其传为风消，其传为息贲者，死不治。三阳太阳为病发寒热，下为痈肿，及为痿厥，腨痟，其传为索泽，其传为颓[①]疝。一阳少阳发病，少气，善咳，善泄，其传为心掣，其传为隔。二阳一阴厥阴发病，主惊骇，背痛，善噫，善欠，名曰风厥。二阴少阴一阳发病，善胀，心满，善

---

① 颓：同“颓”“㿗”。

气。三阳三阴太阴发病，为偏枯痿易，四肢不举《素·阴阳别论》。

彭按：二阳指阳明，《经》言不指脏腑，言二阳之病发心脾者，阳明为多血之经，而血乃水谷之精气，假心火煅炼而成，忧愁思虑伤心，困及其子，不嗜饮食，血即无以资生，而阳明病矣。夫前阴总宗筋之所会，会于气街，而阳明为之长，故阳明病，则阳事衰，而不得隐曲也。太冲为血海，并阳明之经而行，故阳明病，则冲脉衰，而女子不月也。

心移寒于肺，肺消，肺消者，饮一溲二，死不治。肺移寒于肾，为涌水，涌水者，按腹不坚，疾行则鸣，濯濯如囊裹浆，水气客于大肠也。心移热于肺，传为膈消。胞移热于膀胱，则癃，溺血。膀胱移热于小肠，膈肠不便，上为口糜。大肠移热于胃，善食而瘦，谓之食㑊。胃移热于胆，亦曰食㑊，胆移热于脑，则辛頞鼻渊，鼻渊者，浊涕下不止也，传为衄、衊、瞑目《素·气厥论》。

少阴气至则啮舌，少阳气至则啮颊，阳明气至则啮唇《灵·口问》。

泄凡有五：胃泄者，饮食不化，色黄饮食入胃，从胃至小肠，渐渐变化，未及变化而出，知其病在胃。胃乃脾之府，属土，故色黄。脾泄者，腹胀满，泄注，食即呕吐逆即太阴病也，论[①]云：太阴之为病，腹满而吐，食不下，自利益甚，时腹自痛。大肠泄者，食已窘迫，大便色白，肠鸣切痛大肠乃肺之府，属金，故色白。小肠泄者，溲而便脓血，少腹痛小腹为心之府，属火，故便脓血。溲谓小便不闭。大瘕泄者，里急后重，数至圊而不能便，茎中痛，名曰后重瘕，结也，谓有凝结而成。此独言后重，则小肠泄之不后重可知矣《五十七难》。

狂疾之始发，少卧而不饥，自高贤也，自

---

① 论：为《伤寒论》。

辨智也，自倨贵也，妄笑好歌乐，妄行不休是也。癫疾始发，意不乐，僵仆直视，其脉三部阴阳俱盛是也《五十九难》。

诸风掉眩，皆属于肝；诸寒收引，皆属于肾；诸气膹郁，皆属于肺；诸湿肿满，皆属于脾；诸热瞀瘛，皆属于火；诸痛痒疮，皆属于心；诸厥固泄，皆属于下；诸痿喘呕，皆属于上；诸禁鼓栗，如丧神守，皆属于火；诸痉项强，皆属于湿；诸逆冲上，皆属于火；诸胀腹大，皆属于热；诸躁狂越，皆属于火；诸暴强直，皆属于风；诸病有声，鼓之如鼓，皆属于热；诸病胕肿，疼酸惊骇，皆属于火；诸转反戾，水液混浊，皆属于热；诸病水液，澄澈清冷，皆属于寒；诸呕吐酸，暴注下迫，皆属于热《素·至真要大论》。

此十九条乃业医之捷径也，历代名医无不熟读引用，河间刘氏尤奉为至宝，疏为《直格》。彭窃疑之，何则？病同而虚实寒热不尽同，所以望闻问切不可偏废。既见一证，必须合诸现证而参观之，而后病之真情始得。若以皆属两字概之，则立十九方治之足矣，察脉辨证俱为虚设，治病果若是之易易耶？即如诸胀腹大，实则为阳明属热，虚则为太阴属寒，何可云皆属于火？诸病胕肿，有水之始起，属肾藏虚寒，更有气虚下坠，湿气外侵，何可云皆属于火？诸病有声，鼓之如鼓，如果皆属于火，何仲景于腹中雷鸣下利，偏用生姜泻心汤，寒热并施也？诸病水液，澄澈清冷，如果皆属于寒，何仲景于下利清水，色纯青，口干舌燥者，且用大承气汤急下之也？诸呕吐酸一症，丹溪主火，东垣主寒，施之于病，各有应验，则皆属于热之说，亦良非定论矣，种种一偏之见，实出粗工伪造，彭细拈出，与有识者共商之。

# 诊　集

病不出外因五气相感，内因藏府偏胜，诊得其因，方可论治。若云某脉头痛，某脉脚痛，不及病因者，徒夸不问知患，暂骇人听，终无实效，概置不录。

尺内两旁则季胁也，尺外以候肾，尺内以候腹。中附上，左外以候肝，内以候膈；右外以候胃，内以候脾。上附上，右外以候肺，内以候胸中；左外以候心，内以候膻中。前以候前，后以候后。上竟上者，胸喉中事也；下竟下者，少腹腰股膝胫足中事也《素·脉要精微》。

此分候五藏之定位也，其内外两字难解。

一说诊脉，其手必伸，当以近尺泽处为内，近鱼际处为外。若然则肝在膈下，而云外以候肝，内以候膈；心在膻中之下，而云外以候心，内以候膻中，则与上以候上，下以候下之说左矣。一说人之端拱，则当以近尺泽处为外，近鱼际处为内。若然则心肝两句与上以候上，下以候下适相合，而与前以候前，后以候后，不相谋矣。

彭窃以为内外者，即前以候前，后以候后也。盖人身背为阳，腹为阴，人垂两手以掌向前，则手之三阴在前，三阳在后，与腹背相应。近身后为外，其脉应在沉部，以沉脉近后故也；近身前为内，其脉应在浮部，以浮脉近前故也。如肾与腹中同在尺部上见，而肾在腹中之后，故尺之沉部候肾，尺之浮部候腹。中附上者，掌后寸许按之有高骨陇起是也，即名关上。肝与膈同在左附上见，而肝在膈之后，故左附上沉部候肝，浮部候膈；脾与胃同在右附上见，而脾在胃之前，故右附上沉部候胃，浮部候脾。上附上即寸部也，肺近后，胸近前，故右上附沉部候肺，浮部候胸中；心近后，膻中近前，故左上附，沉部候心，浮部候膻中。如是则前后俱合矣。

独小者病，独大者病，独疾者病，独迟者病，独热疑作滑者病，独寒疑作涩者病，独陷下者病《素·三部九候》。

此数语乃诊病之要诀，鄙者恐世尽知，竟以寒热易去经文二字，殊属无解。

诸急多寒，缓者多热；大者多气少血，小者血气皆少；滑者阳气盛，微有热；涩者多血少气，微有寒《灵·邪气藏府病形》。

急，紧也，非弦也。仲景云：脉浮而紧者，

名曰弦也。弦者，状如弓弦，按之不移也。脉紧者，如转索之无常也。缓者，弱也，非迟也，故主热。

尺寸者，脉之大要会也。从关至尺名尺内，阴之所治也；从关至鱼名寸口，阳之所治也《二难》。

尺寸分阴阳，仲景亦宗此法。

关之前者，阳之动也，当见九分而浮，过曰太过，减曰不及，上鱼为溢，为外关内格，此阴乘脉也。关以后者，阴之动也，当见一寸而沉，过曰太过，减曰不及，入尺为覆，为内关外格，此阳乘脉也，是真藏之脉，不病而死也《三难》。

覆溢为真藏死脉，未必尽应，其尺寸应见长短，不可不知，故录之。

呼出心与肺，吸入肝与肾。呼吸之间，脾

受谷味也。其脉在中，浮者阳也，沉者阴也。心肺俱浮，浮而大散者心也；浮而短涩者肺也。肾肝俱沉，牢而长者肝也；按之濡，举指来实者肾也。脾在中州，故脉亦在中。六脉者，浮、沉、长、短、滑、涩也。浮、滑、长，阳也；沉、短、涩，阴也。脉有一阴一阳者，沉而滑也；一阴二阳者，沉而滑长也；一阴三阳者，浮滑而长，时一沉也，各以其经名病逆从也《四难》。

首四句乃人身机括灵动处，当细玩之。

脉有伏匿者，谓脉居阴部，而反阳脉见者，为阳乘阴也，虽时沉涩而短，此阳中伏阴也。脉居阳部，而反阴脉见者，为阴乘阳也，虽时浮滑而长，此阴中伏阳也。重阳者狂，重阴者癫。脱阳者见鬼，脱阴者目盲《二十难》。

初持脉时，如三菽之重，与皮毛相得者肺

部也。如六菽之重，与血脉相得者，心部也。如九菽之重，与肌肉相得者，脾部也。如十二菽之重，与筋平者，肝部也。按之至骨，举指来疾者，肾部也《五难》。

浮之损小，沉之实大，阴盛阳虚也。沉之损小，浮之实大，阳盛阴虚也《六难》。

春弦、夏钩、秋毛、冬石者，四时之脉也。春脉濡弱而长，故曰弦；夏脉来疾去迟，故曰钩；秋脉轻虚以浮，故曰毛；冬脉沉濡而滑，故曰石《十五难》。

春脉如弦，春脉者，肝也，东方木也，万物之所以始生也，其来濡弱轻虚而滑，端直以长，故曰弦。若来实而强，此为太过，病在外；其来不实而微，此为不及，病在中。太过则令人善忘，忽忽眩冒而癫疾，其不及则令人胸痛引背，下则两胁胠满。夏脉如钩，夏脉者，心也，南方火也，万物之所以盛长也，其来盛去衰，故曰钩，若来盛去亦盛，此为太过，病在外；其来不盛去反盛，此为不及，病在中。太过则令人身热而肤痛，为浸淫；其不及，则令人烦心，上见咳唾，下为气泄。秋脉如浮，秋脉者，肺也，西方金也，万物之所以收成也，其来轻虚以浮，来急去散，故曰浮。若来毛而中央坚，两旁虚，此为太过，病在外；其来毛而微，此为不及，病在中。太过则令人逆气而背痛，愠愠然；其不及，则令人喘，呼吸少气而咳，上气见血，下闻病音。冬脉如营，冬脉者，肾也，北方水也，万物之所以合藏也，其来沉以搏，故曰营。若来如弹石，此为太过，病在外；其去如数者，此为不及，病在中。太过则令人解㑊，脊脉痛而少气不欲言；其不及则令人心悬如病饥，𦛗中清，脊中痛，少腹满，小便变。脾脉者，土也，孤藏以灌四旁者也，善者不可得见，恶者可见。其来如水之流者，此为太过，病在外；如鸟之喙者，此为不及，病在中。太过则令人四肢不举，其不及则令人九窍不通，名曰重强《素·玉机真藏》。

春胃微弦曰平，弦多胃少曰肝病，但弦无胃曰死脉弱以滑，是有胃气，出《素问·玉机真藏》。胃而有毛曰秋病，毛甚曰今病，藏真散于肝，肝藏筋膜之气也。夏胃微钩曰平，钩多胃少曰心病，但钩无胃曰死。胃而有石曰冬病，石甚曰今病，藏真通于心，心藏血脉之气也。长夏胃微软弱曰平，弱多胃少曰脾病，但代无胃曰死。软弱有石曰冬病，石甚曰今病，藏真濡于脾，脾藏肌肉之气也。秋胃微毛曰平，毛多胃少曰肺病，但毛无胃曰死。毛而有弦曰春病，弦甚曰今病，藏真高于肺，以行营卫阴阳也。冬胃微石曰平，石多胃少曰肾病，但石无胃曰死。石而有钩曰夏病，钩甚曰今病，藏真下于肾，肾藏骨髓之气也《素·平人气象》。

《经》言：见其色而不得其脉，反得相胜之脉者即死，得相生之脉者，病即是已，何谓也？曰五藏有五色，皆见于面，当与脉相应。假令色青，脉当弦而急；色赤脉当浮大而散；色黄脉当中缓而大；色白脉当浮涩而短；色黑脉当沉濡而滑，此为相应也。五藏各有声色臭味，皆当与脉相应，其不应者病也。假令色青肝木，其脉浮涩而短肺金克肝木，若大而缓脾土肝木克之，为相胜；或浮大而散心火乃肝木所生，或小而滑肾水能生肝木，为相生也《十三难》。

《十变》言肝色青，其臭臊，其味酸，其声呼，其液泣。心色赤，其臭焦，其味苦，其声言，其液汗。脾色黄，其臭香，其味甘，其声歌，其液涎。肺色白，其臭腥，其味辛，其声哭，其液涕。肾色黑，其臭腐，其味咸，其声呻，其液唾《三十四难》。

肝主色，心主臭，脾主味，肺主声，肾主液《四十难》。

假令得肝脉，其外证善洁，面青善怒；其内证脐[①]左有动气，按之牢若痛。其病四肢满闭，淋溲便难，转筋，有是者肝也，无是者非也。假令得心脉，其外证面赤，口干，善笑；其内证脐上有动气，按之牢若痛。其病烦心，心痛，掌中热而哕，有是者心也，无是者非也。假令得脾脉，其外证面黄，善噫，善思，善味；其内证当脐有动气，按之牢若痛。其病腹胀满，食不消，体重节痛，怠惰嗜卧，四肢不收，有是者脾也，无是者非也。假令得肺脉，其外证

① 脐：原作“齐”。

面白，善嚏，悲愁不乐欲哭；其内证脐右有动气，按之牢若痛。其病喘咳，洒淅寒热，有是者肺也，无是者非也。假令得肾脉，其外证面黑，善恐欠；其内证脐下有动气，按之牢若痛。其病逆气，小腹急痛，泄如下重，足胫寒而逆，有是者肾也，无是者非也《十六难》。

心脉抟坚而长，当病舌卷不能言；其软而散者，当消还自已。肺脉抟坚而长，当病唾血；其软而散者，当病灌汗，至令不复也。肝脉抟坚而长，色不青，当病坠若抟，因血在胁下，令人喘逆；其软而散色泽者，当病溢饮。溢饮者，渴暴多饮而易入于肌皮肠胃之外也。胃脉抟坚而长，其色赤，当病折髀；其软而散者，当病食痹。脾脉抟坚而长，其色黄，当病少气；其软而散，色不泽者当病足胻肿，若水状也。肾脉抟坚而长，其色黄而赤者，当病折腰；其软而散者，当病少血，至令不复也。粗大者，阴不足阳有余，为热中也。来疾去徐，上实下虚，为厥巅疾；来徐去疾，上虚下实，为恶风也。沉细数者，少阴厥也；浮而散者，为眴仆《素·脉要精微》。

寸口脉沉而横，曰胁下有积，腹中有横积痛。脉急曰疝瘕，少腹痛。脉滑曰风，脉涩曰痹，缓而滑曰热中，盛而紧曰胀。尺脉缓涩谓之解㑊安卧；脉盛谓之脱血。尺涩脉滑，谓之多汗；尺寒脉细，谓之后泄；尺粗常热，谓之热中《素·平人气象》。

结阳者，肿四肢，结阴者，便血。阴阳结斜，多阴少阳曰石水，少腹肿。二阳结谓之消，三阳结谓之隔，三阴结谓之水，一阴一阳结，谓之喉痹。阴搏阳别谓之有子。阴阳虚，肠澼死。阳加于阴谓之汗，阴虚阳搏谓之崩《素·阴阳别论》。

阴搏阳别，王太仆云：阴，尺中也，搏，谓搏触于手也。尺脉搏击与寸脉迥别，孕子兆也，此为确论。盖胎在腹中，则气血护胎，自然盛于腹中，尺里以候腹中，尺独搏击与寸迥别，理固然也。推之左搏为男，右搏为女，理亦无二。而丹溪独云：以医人之左右手而言，则医人之手，以左诊右，以右诊左。又是妊妇之左搏为女，右搏为男矣。想亦试验而云，然不敢妄以为非。

妇人足少阴脉动甚者，妊子也《素·平人气象》。

动者大如豆粒，厥厥动摇也。王太仆作手少阴脉，在掌后锐骨下陷中，直对小指，非太渊脉，谅必有所据。全元起作足少阴于尺内求之，尺里以候腹中，尤为近理。

何以知怀子之且生也？曰：身有病而无邪

脉也《素·腹中论》。

女子以肾系胞，三部浮沉正等，按之不绝者，妊子也。

彭按：人秉不同，脉亦各异。娠妇有见动脉者，有不见动脉者，有见搏击者，有不见搏击者，总之尺脉坚实，与寸脉迥别为据耳。更有尺寸同等，而亦怀娠者，当于浮沉求之。其按之不绝者，肾实也。

人一呼脉再动，一吸脉再动，呼吸定息脉五动，名曰平人。一呼脉一动，一吸脉一动，曰少气。一呼脉三动，一吸脉三动而躁，尺热曰病温，尺不热脉滑曰病风，脉涩曰痹温、风、痹三句，俱顶二动来，句句有数字在内。一呼脉四动以上曰死，脉绝不至曰死，乍疏乍数曰死《素·平人气象》。

《经》言脉有损至，何谓也？曰一呼再至曰平，三至曰离经，四至曰夺精，五至曰死，六至曰命绝，此至之脉也。一呼一至曰离经，再呼一至曰夺精，三呼一至曰死，四呼一至曰命绝，此损之脉也。至脉从下上，损脉从上下也，一损损于皮毛，皮聚而毛落；二损损于血脉，血脉虚少，不能营于五藏六府；三损损于肌肉，肌肉消瘦，饮食不能为肌肤；四损损于筋，筋缓不能自收持；五损损于骨，骨痿不能起于床。从上下者，骨痿，不能起于床者死。从下上者，皮聚而毛落者死。损其肺者，益其气；损其心者，调其营卫；损其脾者，调其饮食，适其寒温；损其肝者，缓其中；损其肾者，益其精，此治损法也《十四难》。

东垣云：虚损之疾，寒热因虚而感也。感寒则损阳，上损渐及于下，治宜辛甘淡，过于胃则不可治也。感热则损阴，下损渐及于上，治宜苦酸咸，过于脾则不可治也。损及于下，妇人月水不通。故心肺损则色弊，肝肾损则形痿，脾胃损则谷不化。吴门叶氏前辈云：食少便溏，损及中州，病已过半，此语尤为显快。

一呼三至，一吸三至，为适。得病前大后小，即头痛目眩；前小后大，即胸满短气。一呼四至，一吸四至，病欲甚。脉洪大者苦烦满，沉细者腹中痛，滑者伤热，涩者中雾露此四句俱顶四至来。一呼五至，一吸五至，其人当困。沉细夜加，浮大昼加，不大不小，虽困可治。其有大小者，难治。一呼六至，一吸六至者死。沉细夜死，浮大昼死。一呼一至，一吸一至，名曰损，人虽能行，即当着床，血气皆不足故也。再呼一至，再吸一至，人虽能行，不久死也，名曰无魂，又曰行尸《十四难》。

数者，府也；迟者，藏也。数则为热，迟则为寒。诸阳为热，诸阴为寒《九难》。

伤寒有五，有中风，有伤寒，有湿温，有热病，有温病。中风之脉，阳浮而滑，阴涩而弱；湿温之脉，阳浮而弱，阴小而急；伤寒之脉，阴阳俱盛而紧涩；热病之脉，阴阳俱浮，浮之而滑，沉之散涩；温病之脉，行在诸经，不知何经之动也，各随其经所在而取之《五十八难》。

邪气盛则实，精气夺则虚。肠澼便血，何如？身热则死，寒则生。肠澼下白沫，何如？脉沉则生，脉浮则死。肠澼下脓血，何如？脉悬绝则死，滑大则生。肠澼之属，身不热脉不悬绝，何如？滑大者生，悬涩者死，以藏期之。癫疾何如？脉搏大滑久，自已；小坚急，死不治。消瘅何如？脉实大，病久可治；悬小坚，病久不可治《素·通评虚实》。

少阳之至，乍大乍小，乍短乍长；阳明之至，浮大而短；太阳之至，洪大而长；太阴之至，紧大而长；少阴之至，紧细而微；厥阴之至，沉短而敦。此非平脉，亦非病脉，皆王脉也。冬至后得甲子，少阳王；复得甲子，阳明王；复得甲子，太阳王；复得甲子，太阴王；复得甲子，少阴王；复得甲子，厥阴王；王各六十日，六六三百六十日，以成一岁，此三阳三阴之旺时日大要也《七难》。

寸口脉平而死者，生气独绝于内，谓肾间动脉也《八难》。

上部有脉，下部无脉，其人当吐不吐者，死。上部无脉，下部有脉，虽困无能为害。人之有尺，犹树之有根，枝叶虽枯，根将自生。脉有根本，人有元气，故知不死《十四难》。

《经》言脉不满五十动而一止，一藏无气者，何藏也？曰：吸随阴入，呼因阳出。今吸不能至肾，至肝而还，故知一藏者，肾藏也《十一难》。

数动一代者，病在阳之脉也，泄及便脓血《素·脉要精微》。

有所惊骇，脉不至。若喑，不治自已《素·大奇论》。

诸疟而脉不见，刺十指间出血，血出必已《灵·刺疟论》。

病若闭目不欲见人者，当得肝脉强急而长，反得肺脉浮短而涩者，死也。病若开目而渴，心下牢者，脉当紧实而数，反得沉涩而微者，死也。病若吐血，复鼽衄，脉当沉细，反浮大而牢者，死也。病若谵语妄言，身当有热，脉当洪大，而反手足厥逆，脉沉细而微者，死也。病若大腹而泄，脉当微细而涩，反紧大而滑者，死也《十七难》。

右胁有积气，肺脉当结，结甚则积甚，结

微则积微。不见结脉，当得沉伏，其外痼疾同法。结者，脉来去时一止，无常数也。伏者，脉行筋下也。浮者，脉在肉上行也。左右表里皆相应，假令脉结伏而内无积聚，脉浮结而外无痼疾，或内有积聚而脉不结伏，外有痼疾而脉不浮结，是为脉不应病，病不应脉，死《十八难》。

男子尺脉恒弱，女子尺脉恒盛。男得女脉为不足，病在内，左得之病在左，右得之病在右；女得男脉为太过，病在四肢，左得之病在左，右得之病在右《十九难》。

真肝脉至，中外急如循刀刃，责责然如按琴瑟弦，色青白不泽，死。真心脉至，坚而搏，如循薏苡子，累累然，色赤黑不泽，死。真肺脉至，大而虚，如以毛羽中人肤，色白赤不泽，死。真肾脉至，搏而绝，如指弹石，辟辟然，色黑黄不泽，死。真脾脉至，弱而乍数乍疏，色黄青不泽，死《素·玉机真藏》。

脉出于气口，色见于明堂《灵·五阅五使》。

明堂者，鼻也脾土。阙者，眉间也肝木。庭者，颜也额上，心火。蕃者，颊侧也肺金。蔽者，耳门也肾水。赤色出两颧，大如母指者，病虽小愈，必卒死颧属肺金，赤属心火，火来克金，故曰必死。黑色出于庭，大如母指，必不病而卒死庭属心火，黑为水色，水来克火，故曰必死。此一隅之举也，余部可以类推《灵·五色论》。

瞳子高者，太阳不足津液不足。戴眼者，太阳已绝《素·三部九候论》。

中盛藏满，气胜伤恐，声如从室中言者，是中气之湿也。言而微，终日乃复言者，此夺气也。衣被不敛，言语善恶，不避亲疏者，此神明之乱也。头者，精明之府，头倾视深，精神将夺矣。背者，胸中之府，背曲肩随，府将坏矣。腰者，肾之府，转摇不能，肾将惫矣。膝者，筋之府，屈伸不能，行则偻附，筋将惫矣。骨者髓之府，不能久立，行则振掉，骨将惫矣。阴盛则梦涉大水恐惧，阳盛则梦大火燔灼，阴阳俱盛则梦相杀毁伤，上盛则梦飞，下盛则梦堕，甚饱则梦与，甚饥则梦取，肝气盛则梦怒，肺气盛则梦哭，短虫多则梦聚众，长虫多则梦相击毁伤《素·脉要精微》。

出入废则神机化灭，升降息则气立孤危《六微旨》。

# 治集

《内经》治法，详于针灸，略于药饵。然其所论，气味大体已具，若能触类旁通，用之亦觉不竭耳。

阴之所生，本在五味，阴之五宫，伤在五味。味过于酸，肝气以津，脾气乃绝；味过于咸，大骨气劳，短肌，心气抑；味过于甘，心气喘满，色黑，肾气不衡；味过于苦，脾气不濡，胃气乃厚；味过于辛，筋脉沮弛，精神乃央《素·生气通天论》。

肝苦急，急食甘以缓之。心苦缓，急食酸以收之。脾苦湿，急食苦以燥之。肺苦气上逆，急食苦以泄之。肾苦燥，急食辛以润之。开腠理，致津液，通气也《素·藏象[1]法时论》。

肝欲散，急食辛以散之，用辛补之，酸泻之；心欲软，急食咸以软之，用咸补之，甘泻之；脾欲缓，急食甘以缓之，用苦泻之，甘补之；肺欲收，急食酸以收之，用酸补之，辛泻之；肾欲坚，急食苦以坚之，用苦补之，咸泻之同上，《素·藏象法时论》。

辛走气，气病无多食辛；咸走血，血病无多食咸；苦走骨，骨病无多食苦；甘走肉，肉病无多食甘；酸走筋，筋病无多食酸《素·宣明五气》。

多食咸，则血凝泣而色变；多食苦，则皮槁而毛拔；多食辛，则筋急而爪枯；多食酸，则肉胝胎而唇揭；多食甘，则骨痛而发落《素·五藏生成》。

---

① 象：《素问》作“气”。

肝色青，宜食甘，粳米、牛肉、枣、葵皆甘。心色赤，宜食酸，小豆、犬肉、李、韭皆酸。肺色白，宜食苦，麦、羊肉、杏、薤皆苦。脾色黄，宜食咸，大豆、豕肉、栗、藿皆咸。肾色黑，宜食辛，黄黍、鸡肉、桃、葱皆辛。辛散、酸收、甘缓、苦坚、咸软。毒药攻邪，五谷为养，五果为助，五畜为益，五菜为充，补益精气《素·藏气法时论》。

君一臣二，奇之制也；君二臣四，偶之制也；君二臣三，奇之制也；君二臣六，偶之制也。近者奇之，远者偶之，汗者不以奇，下者不以偶。补上治上制以缓，补下治下制以急。急则气味厚，缓则气味薄。近而奇偶小其服，远而奇偶大其服。大者数少，小者数多。奇之不去则偶之，是谓重方。偶之不去则反佐以取之。所谓寒热温凉，反从其病也《素·至真要大论》。

君一臣二，制之小也；君一臣三佐五，制之中也；君一臣三佐九，制之大也。高者抑之，下者举之，有余折之，不足补之，寒者热之，热者寒之，微者逆之，甚者从之，劳者温之，结者散之，急者缓之，收者散之，损者益之，惊者平之，逆者正治，从者反治。热因寒用，寒因热用，塞因塞用，通因通用。必伏其所主，而先其所因，其始则同，其终则异。诸寒之而热者取之阴，热之而寒者取之阳，求其属也。主病之谓君，佐君之谓臣，应臣之谓使，非上下三品之谓也同上，《素·至真要大论》。

此论治病之定法，其高者二句，更觉有味。前《阴阳大论》中，高者因而越之，下者引而竭之，治实邪法也。此高者抑之，下者举之，治虚气之升降也。喻嘉言云：人身阴阳，相抱不离，阳欲上脱，阴下吸之，则不能脱；阴欲下脱，阳上吸之，则不能脱。故气虚之人多下陷，阴虚之体多上升，治之者不特补气补血已也，当用灵动之药，升降阴阳为妥。高者其气多升少降。抑之者有镇坠一法，有潜伏一法，有纳气法，有引阳归宅一法，何莫非抑之之义？下者，其气多降少升。举之者，有升提清气一法；有用大气举之一法；有用诸角，本乎天者亲上一法，何莫非举之之义？读此觉东垣论升为春生之令，主生万物，降为秋冬之令，主杀万物之说，犹偏而不全。

病在上取之下，病在下取之上，病在中旁取之。治热以寒，温而行之；治寒以热，凉而行之；治温以清，冷而行之；治清以温，热而行之《素·五常政大论》。

大毒治病，十去其六；常毒治病，十去其七；小毒治病，十去其八；无毒治病，十去其九。谷肉果菜，食养尽之，无使过之，伤其正也，不尽，行复如法同上。

热无犯热，寒无犯寒。发表不远热，攻里不远寒。木郁达之，火郁发之，土郁夺之，金郁泄之，水郁折之《素·六元正纪大论》。

有病心腹满，旦食不能暮食，名为鼓胀，治以鸡矢醴，一剂知，二剂已。有治胸胁支满妨于食，病至先闻腥臊臭出清液，先唾血，四肢清，目眩，时时前后血，病名血枯。此得之年少时有所大脱血。若醉入房，中气竭，肝伤，故月事衰少不来也，以四乌鲗骨一藘茹二物并合之，丸以雀卵，大如小豆，以五丸为后饭，饮以鲍鱼汁，利伤中及伤肝也《素·腹中论》。

此以下，《经》未必真，而方则古矣，用甚有验，故录之。

有病怒狂者，生于阳也。阳气暴折而难决，故善怒也，病名阳厥。夫食入于阴，长气于阳，故夺其食即已，以生铁落为饮，生铁落下气疾也。有病身热，懈惰，汗出如浴，恶风，少气，病名酒风。治以泽泻、术各十分，麋衔五分，合以三指撮，为后饭《素·病能论》。

有病口甘者，此五气之溢也，名曰脾瘅。此人必数食甘美而多肥也，肥者令人内热，甘者令人中满，故其气上溢，转为消渴。治之以兰，除陈气也《素·奇病论》。

刺寒痹药熨法：用陈酒二十斤，蜀椒一升，干姜一斤，桂心一斤，凡四种皆㕮咀，渍酒中，用绵絮一斤，细白布四丈，并内酒中，置酒马矢煴中，盖封涂，勿使泄，五日五夜出布絮绵，曝干之，干复渍，以尽其汁，每渍必晬其日乃出干。干，并用滓与绵絮复布，为复巾，长六七尺，为六七巾，用生桑炭炙巾，以熨寒痹所刺之处，令热入至于病所。寒，复炙巾以熨之，三十遍而止。汗出，以巾拭身，亦三十遍而止。起步内中无见风，每刺必熨，此所谓纳热痹可已《素·寿夭刚柔》。

足阳明之筋病，卒口僻，急者目不合，热则筋纵，目不开。颊筋有寒，则急引颊移口；有热，则筋弛缓不收，故僻。治以马膏，膏其急者，以白酒和桂以涂其缓者，以桑钩钩之，即以桑炭置之坎中，高下以坐等，以膏熨急颊，且饮美酒，啖炙肉，不饮酒者强之为之，三拊而已。治在燔针劫刺，以知为度《灵·经筋》。

人目不瞑者，卫气行于阳，不得入于阴也。行于阳则阳气盛，不得入于阴则阴虚，故目不瞑，饮以半夏汤一剂，阴阳通，其卧立至。其方以流水千里外者八升，扬之万遍，取其清五升，炊以苇薪，火沸，置秫一升，治半夏五合，徐炊，令至一升半，去滓，饮汁一小杯，日三，稍益，以知为度。其病新发者，覆杯即卧；久者，三饮而已《灵·邪客》。

## 附运气辨

甲己之岁，土运统之；乙庚之岁，金运统之；丙辛之岁，水运统之；丁壬之岁，木运统之；戊癸之岁，火运统之《天元纪》。

天以六为节，地以五为制，君火以名，相火以位同上。

子午之岁，上见少阴；丑未之岁，上见太阴；寅申之岁，上见少阳；卯酉之岁，上见阳明；辰戌之岁，上见太阳；巳亥之岁，上见厥阴同上。“上见”又名“司天”。

厥阴之上，风气主之；少阴之上，热气主之；太阴之上，湿气主之；少阳之上，相火主之；阳明之上，燥气主之；太阳之上，寒气主之同上。

彭思正误必先正名，名正而误自见。如三阴三阳，人身之经脉名也。以其行于手足之阳，故谓之手足三阳；行于手足之阴，故谓之手足三阴。内连藏府，有形有质，非若老少阴阳空论理气，可以到处配合也。又如在天为风，在地为木，在藏为肝；在天为热，在地为火，在藏为心；在天为湿，在地为土，在藏为脾；在天为燥，在地为金，在藏为肺；在天为寒，在地为水，在藏为肾，此是医经妙谛，即运气篇中，亦尝引用，非以五行之气，天地人一线贯通，有断断不可移易者耶！今乃云少阴之上，热气主之，则偏举其心而遗漏其肾矣。又云太阴之上，湿气主之，则偏举其脾而遗漏其肺矣。若云阳明燥气指大肠言，即所以言肺。太阳寒气指膀胱言，即所以言肾。若然则同一论五行，何以论风热湿则以藏言？论寒燥独以府言？无非欲勉强配合三阴三阳而已。况五行之外硬添一火，谓其火有阴阳二种也，不思火有阴阳，金木水土独无阴阳二种乎？何以绝不分举也，且中见一条，明明指藏府表里言，然亦颇有误处。若一指出，立见其谬，何则？少阴与太阳为表里者，心与小肠，肾与膀胱也。今论太阳，止曰寒气治之，中见少阴；论少阴，则曰热气治之，中见太阳，则是心与膀胱为表里也。错乱如此，可谓经文乎？然历代名医除扁鹊、仲景外，无不引用，故录而辨之。

上见厥阴，左少阴，右太阳；见少阴，左太阴，右厥阴；见太阴，左少阳，右少阴；见少阳，左阳明，右太阴；见阳明，左太阳，右少阳；见太阳，左厥阴，右阳明《五运行》。此司天之左右间气。

厥阴在上，则少阳在下，左阳明，右太阴；少阴在上，则阳明在下，左太阳，右少阳；太阴在上，则太阳在下，左厥阴，右阳明；少阳在上，则厥阴在下，左少阴，右太阳；阳明在上，则少阴在下，左太阴，右厥阴；太阳在上，则太阴在下，左少阳，右少阴《五运行》。“在下”即“在泉”，在泉亦有左右间气。

少阳之右，阳明治之；阳明之右，太阳治之；太阳之右，厥阴治之；厥阴之右，少阴治之；少阴之右，太阴治之；太阴之右，少阳治之。此谓气之标也《六微旨》。

少阳之上，火气治之，中见厥阴；阳明之上，燥气治之，中见太阴；太阳之上，寒气治之，中见少阴；厥阴之上，风气治之，中见少阳；少阴之上，热气治之，中见太阳；太阴之上，湿气治之，中见阳明。所谓本也，本之下，中之见也，见之下，气之标也同上。

天枢之上，天气主之；天枢之下，地气主之；气交之分，人气从之同上。

应天为天符，承岁为岁直，三合为治《天元纪》。

木运临卯，火运临午，土运临四季，金运临酉，水运临子，所谓岁会气之平也《六微旨》。“岁会”即“岁直”。

土运之岁，上见太阴；火运之岁，上见少阳、少阴；金运之岁，上见阳明；木运之岁，上见厥阴；水运之岁，上见太阳。天与之会也同上。“天会”即“天符”。

天符与岁会合，此太乙天符也同上。

天符为执法，岁会为行令，太乙天符为贵人。中执法者，其病速而危；中行令者，其病徐而持；中贵人者，其病暴而死同上。

厥阴司天，其化以风；少阴司天，其化以热；太阴司天，其化以湿；少阳司天，其化以火；阳明司天，其化以燥；太阳司天，其化以寒，以所临藏位命其病也。地化同候，间气皆然，司左右者，是为间气，主岁纪岁，间气纪步《至真要大论》。

果如此，治病只看历日足矣，何须诊[①]脉？

显明春分之右，君火之位也。君火之右，退行一步小满，相火治之。复行一步大暑，土气治之。复行一步秋分，金气治之。复行一步小雪，水气治之。复行一步大寒，木气治之。复行一步，君火治之。相火之下，水气承之；水位之下，土气承之；土位之下，风气承之；风位之下，金气承之；金位之下，火气承之；君火之下，阴精承之。亢则害，承乃制《六微旨》。

---

① 诊：原作“胗”。

按：五行相生：木生火，火生土，土生金，金生水，水复生木。五行相克：木克土，土克水，水克火，火克金，金复克木。皆如环无端，此固天地自然之理也。自一火分为二火，五行变作六行，如环者断矣，五行旋转之余，忽赘君火之下，阴精承之，试问阴精下，又何物承之耶？

《六元正纪》一篇，以甲子排列年分，不异星卜选择之书，难以备录。约而言之，除天符、岁直外，其论五运有三：曰大运、主运、客运。大运又名中运，主一岁之气，甲己土运为宫，乙庚金运为商，丙辛水运为羽，丁壬木运为角，戊癸火运为徵。阳年为太，阴年为少。欲知主运、客运，须明五运分步。大寒日，交初运角木；春分后第十三日，交二运徵火；芒种后十日，交三运宫土；处暑后七日，交四运商金；立冬后四日，交终运羽水。阳年为太，阴年为少。如甲为阳年土运，太宫作主，太少相生，则太角起初运，少徵二运，太宫三运，少商四运，太羽终运。己为阴年，土运少宫作主，则少角起初运，太徵二运，少宫三运，太商四运，少羽终运，此为主运。又如甲为阳年，土运太宫作主，即以太宫加初运，少商加二运，太羽加三运，少角加四运，太徵加终运，此为客运也。

北政之岁，少阴在泉，则寸口不应；厥阴在泉，则右不应；太阴在泉，则左不应。南政之岁，少阴司天，则寸口不应；厥阴司天，则右不应；太阴司天，则左不应。北政之岁，三阴在下，则寸不应；三阴在上，则尺不应。南政之岁，三阴在天，则寸不应；三阴在泉，则尺不应，左右同《素·至真要大论》。

诸气在泉，风淫于内，治以辛凉，佐以苦，

以甘缓之，以辛散之。热淫于内，治以咸寒，佐以甘苦，以酸收之，以苦发之。湿淫于内，治以苦热，佐以酸淡，以苦燥之，以淡泄之。火淫于内，治以咸冷，佐以苦辛，以酸收之，以苦发之。燥淫于内，治以苦温，佐以甘辛，以苦下之。寒淫于内，治以甘热，佐以苦辛，以咸泻之，以辛润之，以苦坚之同上。